医療職場の人間工学チェックポイント

人類働態学会 編集
国際人間工学会（IEA）協力

人類働態学会2020年度国際交流事業
佐野友美、小木和孝、吉川悦子、吉川徹訳

公益財団法人
大原記念労働科学研究所

訳者はしがき

　医療の場で働く労働者の職場環境の改善に人間工学を応用する必要は、広く知られています。医療職場における人間工学的な問題の解決に役立つ豊富なヒントを集録したのが、この「医療職場の人間工学チェックポイント」です。本書は、日本の人類働態学会がワーキンググループを形成して英文で編集し、加盟している国際人間工学会（IEA）の協力を得て2017年にオンライン刊行した原本を、同じ人類働態学会内の翻訳グループが訳出したものです。本書の対象とするのは、医療職場で行われているすべての作業、すなわち医療介護・人のケアに関するさまざまな作業を含みます。なお本書では「医療労働者」という用語を用いていますが、本書における医療労働者とは「医療職場で作業を行うすべての労働者」としています。

　オンライン刊行した英文チェックポイント集は、国内で長年にわたって取り組まれてきた医療職場の経験と、アジア諸国の医療職場の改善に取り組んできた仲間たちによる国際協力活動とを反映して編集したものです。英文でまず刊行したのは、1990年代から国際人間工学会と国際労働機関（ILO）が国際編集チームを組織してまとめた「人間工学チェックポイント」（1996年初版、2010年第2版）、その農業労働向けの「農業における人間工学チェックポイント」（2012年）、さらに「職場ストレス予防チェックポイント」（2012年）が人類働態学会員の協力によりまとめられ、国際的に活用されてきたことを継承して、同じ国際的な普及をめざして編集されたからです。医療職場向け英文版の刊行に当たっては、国際人間工学会の医療人間工学技術委員会の協力を得て内容の検討を行い、刊行に至った経緯を経ています。この日本語版は、国内の医療職場の改善にさらに役立ち、また国際協力にその成果がさらに生かされることを願って企画されました。

　こうした経緯から、本書の内容は、国際分野で応用されてきた一連の人間工学チェックポイント集の成果に根ざしたものです。職場条件に応じて応用しやすく、またすぐ成果に結びつきやすい改善策を、分かりやすく解説することに力点がおかれています。医療職場では、過重労働と職場ストレスに視点を広げた職場環境改善が特に重要であることから、この一連のチェックポイント集の編集経験が、大いに役立ちました。実用的な人間工学チェックポイント集の利点を盛り込んで、応用しやすい改善策が分かりやすくまとめられています。

　「人間工学チェックポイント」シリーズの成果を生かした医療職場のための本書の特徴として、次の3つ

を挙げることができます。第1に、医療職場の現場ごとの条件に見合って取り組む改善アクションを動詞形で記述し、その実例が述べられています。医療職場に応用しやすいアクション項目を60項目にわたって取り上げています。項目ごとに、人間工学的な問題点の解決に役立つ理由を「なぜ」で説明してから、「どのように」取り組むかの選択肢を3〜6点の具体策として述べています。「追加のヒント」をさらにいくつか挙げ、要点が「記憶ポイント」に述べられます。項目ごとに、応用例がイラスト形式で示されています。

　第2は、医療現場ですぐ取り上げやすい改善策が低コスト策中心に集約されている点です。10の技術領域が示され、チーム医療の編成から、負担のより少ない作業、作業場環境と福祉設備、コミュニケーションと相互支援、緊急時への備えにまでわたっています。このように広く多くの技術領域に目配りすることは、複雑なように見えますが、実際には、複数の選択肢を示すことになるので、そのうちすぐ取り上げる改善策が提案しやすくなる利点があります。

　第3に、現場ごとの条件に見合ったアクション項目群を選ぶことにより、現場に適したチェックリストとして使えるようになることが挙げられます。現場用に、20ないし30ほどの項目に限定してチェックリストにした方が使い易いことが知られています。30項目チェックリストの実例が、資料として付けられています。実際に医療現場でも用いられてきたアクションチェックリスト例ですから、大いに参考になります。

　この3つの特徴を合わせることで、現場に働く医療職の仲間で現状でのよい点とすぐの改善点をグループ討議して改善提案をまとめる参加型医療職場改善を容易化するのが、重要な点です。医療職場でも、国内やアジア諸国の医療現場で参加型改善が国際ネットワークの後押しもあって進められてきたことが背景にあり、その改善策実施の経験をまとめたのが、本書に当たります。

　この趣旨を活かして、本書の作成を支えて下さった多くの方々に感謝の意を表します。

　本書に用いられている図版（イラスト）は原書のままとしました。英語表現がいくつかありますが、こちらも原書に沿ってそのまま表示しています。

　医療職場改善への本書の応用法については、「医療職場チェックポイントの使用方法」の中で詳しく解説されています。医療職場の良好事例写真集を配り、アクションチェックリストの利用を支えると、スムーズに改善提案が行われることが知られています。職場ご

とに、ボランティアとしての推進担当者を決め、対象施設内の推進役の短時間研修会を行っておくと、施設内で並行して参加型改善を実施しやすいことが報告されています。医療職場では、チームワークとして日常業務を行っているので、こうした取り組みやすい進め方で職場内の話し合いの雰囲気づくりをして職場改善が行われていくようになります。

　国内外で並行して進展した新型コロナウイルス感染症対策では、医療職場をはじめとして、日常作業の進め方、連携の取り方にまで及ぶ方策が重視されています。職場の条件に応じて改善点を検討するための対策リストが注目されています。ILO が編集した「職場での新型コロナウイルス感染症予防及びリスク低減アクションチェックリスト」をはじめ、感染症対策リストが職場環境改善に役立ちます。職場ごとの必要に応じてアクション項目を取り上げて参加型の改善を進めていく方針が大切です。

　こうしたユニークな視点を生かして、本書の内容は、日常の医療、看護の現場に応用しやすい改善アクショ

ン事例集となっています。そうした実際的な改善アクションに学んで、医療職場の改善を支えていく一助に、本書が役立つことを願っています。働きやすい医療職場への取り組みでは、職場に働く人たちが協力して行う参加型の改善が特に進んでいます。継続的な広域リスクマネジメントが、現場条件に合わせて定着していくことが、今特に重視されています。その広域リスク対策に、本書が、現場の医療職の対話推進ツールとして活用されていくことを期待しています。

　本書の一部は JSPS 科研費 JP17K09256, JP21K10320 の助成を受けたものです。

　A part of this work was supported by JSPS KAKENHI Grant Number JP17K09256 and Number JP21K10320.

佐野友美、小木和孝、吉川悦子、吉川　徹

はしがき

国際人間工学会（IEA）は、人類働態学会とともにこの重要な刊行プロジェクトに協力できたたことを非常に喜んでいます。長年にわたる相互に役立つ協力関係をさらに強化することができました。

このプロジェクトはいくつかの理由で重要です。まず第1に、このプロジェクトは私たちすべてにとって基本的な関心事であり、将来にわたってそうであり続ける事態に対処します。人は援助を必要とする他の人を気にかけるときに最も思いやりの心をもつものです。偉大な文化人類学者マーガレット・ミードは、文明が現れた最初の兆候は人の大腿骨が骨折し、治った跡があることだと強調しました。このことは、一人の人が、外傷を受けた他人を介抱し、養護し、癒す十分な思いやりがあることを示したのです。文明社会のこの象徴は、軽度だったり命に関わったりする病状にたいして短期間または長期にわたって施される医療行為によって示されます。このことは、直接に家族や友人たちを看護することを通じて認識することとなり、その及ぼす影響を理解し、適切な医療サービスが人々の福祉に及ぼす差を理解することとなります。どういう形であれ、また医療提供者としてであれ医療受益者としてであれ、私たちは、だれもがこうした思いやり行為が現れる貴重な場面を経験しています。

第2に、このプロジェクトは、IEA の掲げる戦略目標の内容と軌を一にしています。（1）加盟学会の発展に寄与します。（2）国際レベルにおける人間工学の学術と実践を進展させます。（3）人間工学分野のグローバル社会への貢献を向上させます。これらの3つの目標すべてにこのプロジェクトは寄与します。

私たちは、人間工学実践を国際的に推進していくために IEA 加盟組織である人類働態学会とこのプロジェクトを通じて協力できることをうれしく思います。堀野定雄教授と城憲秀教授が北京でこの取り組みについて私にアプローチされた折りに、このプロジェクトをサポートする熱意を示してくださいました。ワーキンググループとそのリーダーシップにより有意義な文書が作成されることを、私たちは確信していました。その翌年、名古屋で開催された人類働態学会全国大会を訪れた折りに、医療職場チェックポイントに関するワーキンググループの数人のメンバーの方々と会うことができました。彼らは熱心で、このプロジェクトに自信をもっていました。メンバーの方々は、IEA と彼ら自身への約束を達成しました。

第3に、本書は、参加型活動に適していて使いやすいチェックポイント形式をとって実用的な人間工学応用に関する一連の IEA 出版物に加わることとなりました。これらの出版物の最初は、1996年に ILO によって刊行された「人間工学チェックポイント」であり、2010年にその第2版が続きました。2012年に IEA は ILO と共同で、「農業における人間工学チェックポイント」を刊行しました。「医療職場の人間工学的チェックポイント」は、前の3つの出版物に続く同じ伝統に基づく協力事業です。それらが一緒になって、幅広い国際的な読者にたいする人間工学分野の応用を促進する一貫した一連の仕事を形成しています。私たちの組織のパートナーおよび多くの献身的な個人の方々とともに、この進展が、システムの有効性と人びとの福祉を同時に向上させていく上でユニークな貢献をすることができる方法の一つとなると私たちは信じています。

最後に、この出版物は、小木和孝博士によって開拓され成功を収めてきた参加型のアクション指向の方法論における伝統にさらに積み上げた業績です。小木博士とその同僚たちは、世界のさまざまな地域における幅広いアプリケーションに対応できる変化をもたらす同じシステムアプローチの手法を用いました。これは歴史上最も効果的な人間工学的介入法に当たるといってよい方法です。さまざまな応用例を通して、シンプルで理解しやすく、現場条件に合わせた方法論により、何千もの人びとが日々の生活を改善してきました。同時に、個人、社会、そして組織の各次元に着目することにより、実際の変化をもたらす確実な方法となっています。私たちは、この参加型のチェックポイント適用戦略が医療従事者と、とりわけその働きにより恩恵を受ける人びとの生活条件を改善していくと大いに確信しています。これらの科学的基礎に基づく人間工学応用原理は、医療サービスを行う上で必要な思いやりおよび実務と結びつくことにより、人間工学がシステムの実効性と人びとの幸せな生活とに実質的な違いをもたらすことができることをよく示しています。

私たちは人類働態学会とその医療職場チェックポイントのワーキンググループ、そしてこの貴重な刊行物を生み出すのに貢献した多くの方々に深く感謝しています。この貴重な作品のプロジェクトに協力できたことは、私たちにとって得難い機会でした。

アンドリュー・S・イマダ
国際人間工学会2009-2012年度会長
Andrew S. Imada
President（2009-2012）
International Ergonomics Association

序　文

　医療労働は、人々の健康、安全、幸福を保護し推進する上で重要な役割を果たしています。医療サービスは、さまざまな職場で行われます。人間工学的観点から医療職場を改善していくことは、医療サービスの質を確保し、医療労働者の役割を強化するために非常に重要です。多数の医療および看護職、その他のサービス提供者を含む医療労働者は、職場におけるさまざまな健康と安全のリスクに直面しています。これらのリスクの多くとサービスの質は、作業を行うさいの人間工学的な側面と密接に関係しています。医療労働の広範な影響に対処するには、作業の条件と質を改善するための多面的な人間工学的対策を実施する必要があります。このマニュアルは、さまざまな国の多様な医療サービスから報告された良好な人間工学的実践に基づいて、医療労働の改善に役立つ実用的な人間工学的対策をまとめたものです。

　このマニュアルに集録した医療職場のチェックポイントは、多くのフィールド研究で人を対象にする医療業務の改善に効果的であることが証明された人間工学的な観点からの実際的な改善アクションをまとめたものです。多くの国で医療職場における人間工学的介入によって得られた最近の経験は、人間工学に関連するリスクの管理と医療業務の質の改善に共通して適用可能なチェックポイントがあることを示しています。実際の医療サービスのこれらのチェックポイントをまとめて実用的な改善策として提示することが役立ちます。さまざまな状況で容易に適用できるチェックポイントを提示することに特に重点が置かれています。

　この医療職場チェックポイントに関するワーキンググループは、国際人間工学会（IEA）に対する協力事業として、IEA加盟組織である人類働態学会によって編成されています。人間工学分野の研究者と実務者で構成されるワーキンググループは、医療職場において人間工学を応用した多くの優れた実践例を収集し、医療業務における人間工学チェックポイントの新しいシリーズを開発しました。ワーキンググループは、医療業務の改善に不可欠な10の技術領域について計60のチェックポイントを選定しました。各チェックポイントについて、実際に応用できるいくつかの改善策を、最近の現場経験と研究結果に基づいて選定しました。取り上げたチェックポイントとその改善策には特別な注意が払われており、医療労働者が職場を改善するための参加型対策指向トレーニングに参加して効果的に応用できるようになっています。

　ワーキンググループに参加した専門家は、榎原毅、小木和孝、真家和生、蓑田さゆり、水野ルイス里美、長須美和子、錦戸典子、佐々木美奈子、佐野友美、城憲秀、竹澤千尋、吉川悦子、吉川徹（座長）、エドモンド・ルイス、吉野正規でした。

　チェックポイントの編集に当たっては、IEAが国際労働機関（ILO）と協力して刊行した「人間工学チェックポイント」（1996年、カラー版2010年）と「農業における人間工学チェックポイント」（2012年）で用いられた、わかりやすく人間工学チェックポイントを表示する形式が採用されました。このマニュアルの編集原則も、こうした過去20年間のIEA/ILOの緊密な協力に基づいたこれらのチェックポイント集と同じです。この点については、ワーキンググループのメンバーが参加型職場改善とそのトレーニングにIEA/ILOチェックポイント集の内容を応用してきた経験を反映して行うことができました。このマニュアルの編集に当たっては、IEA/ILOチェックポイント集の編集に参画してきた小木和孝の助言と執筆への参加が役立ちました。

　2016年10月に、医療職場の人間工学チェックポイント原稿レビューワークショップが、第5回医療システム人間工学・患者の安全会議の折りにフランスのトゥルーズで開催されました。この1日ワークショップは、IEAへの協力事業として準備した医療職場向けの人間工学チェックポイント稿を再検討して必要な改善点を助言する目的で行われました。このレビューワークショップの参加者は、IEA医療人間工学技術委員会の Sala Albino、Melissa Baysari、Pascal Etienne、Pierre Falzon、Marijilke Melles、Vanina Mollo、Giulio Toccafondi と、人類働態学会からの佐野友美、吉川悦子でした。

　このレビューは、医療職場において労働条件向上に人間工学の寄与が特に重要と評価されたいくつかの主要領域について行われました。このワークショップの結果、当初の60項目のうち、56項目がそのまま採用されました。当初の数項目をまとめた新しい2項目が作成され、2項目について技術領域の変更が行われました。いくつかのイラスト図、チェックポイント内容の記述についての提案とコメント（患者の取り扱い、機器の安全についてのイラスト図、WHO規定に従う点など）に基づいて、チェックポイント集が再構成されました。新たに追加した項目は、患者の安全と心理社会的リスク管理についての諸項目です。

　本書では、工業国と途上国の両方で実施可能なシンプルで低コストの改善策を提示することに重点が置か

れています。これらの改善策は、ワーキンググループのメンバーが関与する医療職場の作業を改善するためのアジア地域ネットワークでの最近の経験と、さまざまな医療サービスにおける作業改善に関するトレーニングワークショップに基づいています。本書に集録した改善策とイラストは、これらの最近の経験を通じて確認された良好実践を反映しています。これらには、作業負荷と作業方法の最適化、作業場環境の改善、快適な福祉施設の提供、作業組織の改善が含まれます。シンプルですぐ応用できるこれらの改善策は、医療サービス対象者の安全と福祉を改善するのにも役立ちます。

医療労働者とその管理者がここに収録したチェックポイントを使用して、それぞれの職場における健康と安全に関するリスクの原因を検出し、医療サービスの状態と品質を改善するための効果的な対策を講じていくことが望まれます。職場改善プロセスを成功させるには、それを作業関連のリスクと労働条件の全体にわたる管理に関連付けることが重要であるため、包括的な職場改善ポリシーおよびプログラムの一部としてチェックポイントを活用することを勧めます。言うまでもなく、労働者、その代表、労働組合の積極的な参加は、職場の改善プロセスに不可欠です。この出版物にリストされているチェックポイントは、一般に医療組織にとっての良好実践ですが、組織の特性や個別の問題に関連付けて応用する必要があります。実際の労働環境における人間工学的改善の計画と実施には、テーラーメイドの戦略とアプローチを採用する必要があります。

このマニュアルの作成に当たって国際人間工学会役員および執行委員会から寄せられたサポートと励ましに感謝します。特に、マニュアル開発についての重要で有益な助言にたいして、当時の国際人間工学会（IEA）会長アンドリュー・S・イマダ博士、財務担当副会長クラウス・J・ツィンク教授、IEA 会長エリック・ミンヤン・ワン教授に感謝いたします。このマニュアルは、世界中の多くの国で職場環境の改善と職場安全健康リスクの防止における IEA 活動を補完するものと期待されています。アジアの医療職場改善ネットワークのパートナー組織、および予備的にチェックポイントが適用され検証された医療施設と介護施設の労働者および管理者の方々によるワーキンググループへの広範な支援に感謝します。

さまざまな種類の職場でこのマニュアルにリストされているチェックポイントを適用した経験とそのフィードバックは、この出版物のさらなる改善に大いに役立ちます。私たちは、さまざまな国やサービスにおける職場への応用とチェックポイント活用を通じて、このマニュアルが今後さらに改善され改定されることを心から願っています。

人類働態学会（Human Ergology Society）
2010-2014年度会長
真家和生

医療職場の人間工学チェックポイント
ワーキンググループ座長
吉川　徹

目　　次

医療職場の人間工学チェックポイントの使用方法

　先進国と途上国の両方で、人びととその家族の健康、安全、幸福のために、医療・介護サービスがますます重要になっています。このマニュアルでは、さまざまな作業状況での人を対象とする医療業務を改善するための容易に適用しやすい対策を提示しています。本書に含まれる60のチェックポイントは、医療職場において人間工学的改善策を実施した最近の経験に基づいています。これらのチェックポイントによって示された改善措置は、実際の職場に適用できることが実証されている多くの基本的な人間工学原則を反映しています。このマニュアルは、医療業務に必要な実際的な人間工学を応用した改善策を学ぶのに適しています。

　このマニュアルで扱う業務は、医療、看護、高齢者介護サービス、障害をもつ人や子供の医療サービス、個人的な医療サービス、その他の形態の医療業務など、幅広い医療サービスを取り上げています。マニュアルのチェックポイントは、対象者との直接接触による、これらのさまざまな形態のサービス業務から報告された優れた実践に基づいています。これらの良好実践に見られる典型的な改善策を調べることによりチェックポイントが編集されており、選択された60のチェックポイントに含まれる改善策は、医療サービスに働く人びととその対象者の健康、安全、福祉を向上させるための人間工学的改善を計画し実施するための有用なガイダンスを提供します。

　本書にまとめられたチェックポイントは、人間工学的観点から医療業務を改善するための10の技術領域を取り上げています。通常、医療サービス職場で改善策を計画するさいは、医療業務の複数の側面に対処します。例えば、資材取り扱い、ワークステーション設計、作業場環境の改善、チームワークの取り決めなどが一緒に取り上げられます。したがって、このマニュアルが対象とする10の領域は、複数の技術領域から優先的な改善策を選定するために利用できる改善策の概要を提示しています。

　各チェックポイントは、医療職場を改善するための人間工学原則に基づいた典型的な改善策について説明しています。10の技術領域のそれぞれで、6つの典型的な改善アクションを取り上げています。各チェックポイントのタイトル文で示される改善アクションについて、「なぜ」、「リスク／症状」、「どのように」、「その他のヒント」、「記憶ポイント」で説明されています。このように、特定のアクションを実行するためのいくつかの容易に適用できる具体策が述べられています。チェックポイントごとのこれらの改善策はすべて、専門家グループが実施した現地調査で特定された多くの良好実践を表しています。マニュアルの利用者は、職場の現状を改善し、関連リスクを人間工学的な観点から減らすための実際的な改善策を選択できます。これらの提示された改善策は、次の4つの基本原則に基づいています。

（1）管理者と労働者の積極的な関与により、すぐ実施できる解決策を開発する必要があること。

（2）優先的な改善策を計画し、実施するためのグループワークによってすぐ実施できる低コスト改善策に明確な力点をおくこと。

（3）改善が長期にわたって継続して行われることを保証するために、多面的な改善アクションが必要であること。

（4）現場の条件に見合ったシンプルな改善策に基づいた段階的な改善プロセスを継続すること。

　このマニュアルに収録された改善策は、人を対象とする医療職場の現場条件で実際的な改善案を選択するのに役立ちます。各チェックポイントに示した図は、医療サービスのさまざまな現場で一般的に見られる良好事例を示しています。

　したがって、チェックポイントは、さまざまな医療職場の状況に容易に適用できる、シンプルで低コストの改善策を表しています。取り上げた改善策のシンプルな性質と低コストは、人々が現状の労働条件を改善するためのイニシアチブを取るのに大いに役立ちます。さまざまな改善策が説明されているので、このマニュアルの利用者は、すぐ実行できる改善策を比較的容易に選択し、計画できます。各チェックポイントのタイトル文が示す改善アクションと対応する改善策とは、人を対象とする医療現場の一般的な良好実践に基づいているため、利用者は現地の状況に応じて人間工学的な改善を自発的に選択することにより、良好実践に従うように誘導されます。複数の領域を検討することにより、利用者は各地域の状況に応じて多面的な改善アクションを実行することが推奨されます。

　実際的なチェックポイントを含む対策指向のマニュアルが役立つことは、特に国際労働機関（ILO）、国際人間工学会（IEA）およびその他の国際機関の協力により、さまざまな国際プロジェクトを通じて実証されています。例としては、産業現場向けのIEA/ILO「人間工学チェックポイント」（1996年にILOにより刊行、2010年に第2版）およびIEA/ILO「農業における人間工学チェックポイント」（2012年にILOにより刊行）があります。これらの出版物は、中小企業向けに

WISE（小規模企業における労働改善）アプローチを、小規模農業には WIND（地域開発における労働改善）アプローチを適用して達成された実際の諸改善策に基づいています。ILO の政労使代表、専門職団体、労働安全衛生担当者、および職場の人間工学専門職の協力により、これらの人間工学チェックポイントは、さまざまな職場環境で、また、多くの国で活用されていることが知られています。このマニュアルのチェックポイントは、同じ方針に沿って作成されています。さらに、国際産業保健学会（ICOH）と IEA の協力による「発展途上国における産業保健実践のための人間工学ガイドライン」（2010）の開発経験も参照されています。このマニュアルの適用により、多くの国で人を対象とする医療職場の労働条件改善に貢献することが期待されます。

　このマニュアルの活用方法は3つあります。
（1）マニュアルから選んだチェックポイントを、現地条件に合わせて選定した便利な「アクションチェックリスト」を使用して医療職場に適用します。
（2）選んだチェックポイントで構成される、すぐに使用できる情報シートを作成して利用します。
（3）すぐ実施する職場変更の計画と実施について、医療労働者をトレーニングするためのワークショップを開催します。

（1）選択したチェックポイントに基づいて現地条件に合わせた「アクションチェックリスト」の適用

　特定の職場にマニュアルを適用する場合は、その職場にとって重要と考えられる20～40のチェックポイント項目を選ぶことが勧められます。通常、限定した数の項目を選んで、対策指向のチェックポイント集として応用することが適しています。これら20～40項目を選択する際に、チェックリスト利用者が応用可能なさまざまな改善点を確認できるように、いくつかの技術領域を含めることが役立ちます。この「アクションチェックリスト」には、選択したチェックポイントのタイトル文に当たる対策を並べ、利用者は「はい」（その対策を提案する）または「いいえ」（すでにその対策は実施されているので、提案しない）にチェックしていきます。チェックリストのすべての項目に回答した後、利用者は優先して実施すべきいくつかの「優先」項目を選びます。通常、このような「アクションチェックリスト」は、特定の職場を巡視して調べる場合、または対象とする医療職場の既存の条件を共同で検討する場合に使用できます。どちらの場合でも、選定されたチェックポイント項目に対応するページをコピーして、職場巡視、共同討議の参加者に、または医療労働

を改善するためのトレーニングワークショップの参加者に配布すると、役立ちます。

　現地条件に適合したチェックリストを設計したり、利用したりする手順は、次の図のように要約できます。

　この手順で策定された現地条件に適合したチェックリストは、取り上げる職場の人間工学的条件を完全に評価するのではなく、すぐに実施可能な改善策を見つけるために用いられることに留意します。それは、人間工学的なさまざまな側面を段階的に改善していくやり方がよいためです。

　したがって、このマニュアルのすべての関連項目を含めての長いチェックリストとして用いるのではなく、約20～40項目で構成される比較的短い改善提案用のアクションチェックリストを設計することが勧められます。

現地条件に適合した「アクションチェックリスト」設計のためのグループワーク手順

すぐ改善が必要な主要領域について合意します（地元の良好実践から学んで）

↓

限られた数（20～40項目）のチェックポイントタイトル文を選定します（領域ごとに2、3項目ないし数項目）

↓

チェックリスト案を実地に用いてテストし、現地条件に調整されたチェックリストを策定します（低コスト改善に力点）

↓

チェックリスト利用者からのフィードバックと現地条件に合わせた活用の推進

　長いチェックリストは、一見、より包括的かもしれませんが、内容がより複雑になるために、労働者によって実際に用いられないかもしれません。短くて使いやすいチェックリストは、自主的な使用に、より適しています。

　この趣旨で医療職場を調べるための短い30項目の「アクションチェックリスト」の典型的な例を、対応する小さなイラストを添えて、このマニュアルに資料として添付しています。必要なアクションを選ぶ方式で各項目を表現することにより、対象とする医療職場の特定の状況を反映する項目を追加できます。利用者がそれぞれの現地の状況で実行可能な、現場条件に適した複数の改善アクションを選択できるように、現場条件に適合したチェックリストを用いることが勧められます。

「アクションチェックリスト」を適用するさいには、チェック結果に基づく討議に役立つ既存の良い例を見つけるように依頼します。チェックリストを用いた結果は、最初に小グループごとに話し合い、次にすべての参加者またはグループ代表者が話し合う必要があります。「アクションチェックリスト」を使用する人々がグループワークを行うことが、現地条件で実施可能な優先項目を特定するためにぜひ必要です。

それぞれの職場の現状について、常に複数の側面を見る必要があることに留意すべきです。したがって、資材の保管と取り扱い、人の移送、ワークステーション、作業場環境、特定の危害要因、福祉施設、作業組織など、マニュアルのいくつかの技術領域のそれぞれから、いくつかずつの項目を選択することが望ましいことになります。現地の状況に応じて、他の領域の項目も追加される場合があります。

（2）すぐに使える情報シートの作成

情報シートの作成に当たっては、このマニュアルを利用して、限られた数のチェックポイントを選択できます。この目的には、各チェックポイントの構成がシンプルで均一であることが役立ちます。情報シートを作成する医療職場のそれぞれの現地状況に応じて、可能ならいくつかの技術領域から現場に適用可能なチェックポイントを選んで編集することが勧められます。各チェックポイントはシンプルで実際的な改善策に焦点を当てているため、該当するチェックポイントを選んで編集することは比較的容易に行えます。例えば、これらの実際的な改善策を取り上げて現地条件で達成された良い事例を記載した便利なパンフレットを作成できます。

（3）すぐの職場改善のためのトレーニングワークショップの開催

このマニュアルを活用する実際的な方法の一つは、特定の医療職場について人間工学的な改善を計画し実施するためのトレーニングワークショップを開催することです。現地条件に合わせて設計されたアクションチェックリストとこのマニュアルとを、トレーニングツールとして参加者に提供できます。このようなトレーニングワークショップの目的は、すぐに現場で実施可能であって医療職場の現状の条件を改善できる改善手順を研修することです。半日、1日、または2日間のワークショップなど、短期ワークショップは、現地で実施可能な人間工学的改善の計画と実施に関する医療労働者のトレーニングに大いに適しています。

医療労働者を対象とした参加型対策指向トレーニングの最近の経験では、短期のトレーニングワークショップが有効であることが示されています。通常、1日または2日間のワークショップは次の図に示した各研修内容で構成されます。

グループ討議を行うセッションを連続して開催することが重要です。各技術セッション（約1～1.5時間）は、次のように構成します。
（a）地元の良い事例を参照しながら基本的な人間工学諸原則のトレーナーによる説明
（b）すでに行われている良い事例と必要な改善策とについての小グループに分かれての討議
（c）グループワーク結果のプレゼンテーション

この図のように進行することによって、参加者は、チェックポイント集を応用した実際的な方法を学び、効果的で実際的な改善策を提案できるようになります。

特定のトレーニング参加者および選択したチェックポイント内容に合わせて調整された「アクションチェックリスト」は、トレーニングワークショップでアクション指向のトレーニングツールとして使用できます。同様に、このマニュアルは、各地域の状況で実行可能なシンプルで低コストの改善を行うよう指導するガイダンス資料として、短期間のトレーニングワークショップで使用できます。

人間工学的な改善を実施していくには、このマニュアルに添付したアクションチェックリストとその各項目に対応するチェックポイントのコピーを使用できます。

〈チェックポイントを使用したトレーニングワークショップを開催するための参加型手順〉

手順	〈主なツール〉
人間工学に基づいた職場改善を行った地元の良い事例例の収集（現場に適合したチェックリスト／マニュアルを設計するため）	−関係者の面接
職場訪問時のチェックリスト演習（改善案を提案する方法を学ぶため）	−現場条件に合ったチェックリスト
選定した領域における人間工学的原則についての技術領域別の研修セッション（低コスト改善策に焦点を当てて）	−関連チェックポイント集 −改善事例集
人間工学に基づいた改善を実施する行動計画に関するグループワーク	−グループ討議

改善結果を記録し、継続的な改善を促すフォローアップ活動

このマニュアルのチェックポイントのコピーを使用していくさいには、次に述べる実際的なヒントが役立ちます。前記のアクション指向ツールを適用することにより、実際の職場の改善を促進できます。

　a）職場の状況を改めて確認するために、簡単な「アクションチェックリスト」を用いるようにします。実際に行うアクション形式で述べられているチェックポイントタイトル文を含むチェックリストは、人々が既存の労働条件を体系的に調べるのに役立ちます。チェック項目のアクション形式は、人々が良い事例や現地条件で実施可能な改善策を検討するさいに役立ちます。

　b）地元の職場で行われた良い事例から学ぶことが強く勧められます。現地条件で達成された人間工学的改善の例は、その利点だけでなく、実現可能性も示しているからです。これらの良い事例により、医療労働者が自主的な行動をとることが奨励できます。弱点を指摘するのではなく、良い成果を見ることが、常に具体的改善につながる積極的で建設的な思考を促進することを、強調する必要があります。

　c）このマニュアルのチェックポイントで提案されているように、複数の技術領域の改善アイデアに焦点を当てることが勧められます。複数の領域を調べることにより、医療労働者は、現地の状況に適用可能な実際的な改善策を容易に特定できるようになります。

　d）現地の状況で実際に応用できる改善アイデアを開発する必要があります。地元の職場から学んだ良い事例は、地元で実施可能な改善策を選択し、現場の人々の抵抗を避けるのに役立ちます。良い事例を参照することにより、提案される改善策の持続可能性を確保するのに役立ちます。

　e）グループワークをいつも実施することが役立ちます。グループ討議は、人々が現地で実施可能な解決策を特定し、さまざまな経験を反映したアクションに優先順位を付ける方法について、前向きな経験を交流するのに役立ちます。グループワークを通じて改善アクションを計画するようにすると、バランスのとれた提案につながります。こうした進め方は、このマニュアルで説明されているように、医療職場のさまざまな側面に関するグループワーク結果を整理することによって最もよく実施できます。効果的なグループ討議を促進する良い方法は、職場ですでに達成された3つの良い点と3つの改善点について話し合い、同意することです。これらの指摘された良い点、改善点は、共同で実施するべき優先措置を討議するために活用されるべきです。

　f）現状を改善していく段階的な進め方を促進することが重要です。通常、人を対象とする医療職場の改善には多くの制約があることから、容易に適用しやすい改善策から始めて、段階的に改善を進めることが役立ちます。グループワークでは、参加者は差し迫った優先事項だけに集中するのではなく、短期的な改善計画と長期的な改善計画の両方に、それほど困難なく同意することができます。差し迫った現地のニーズを満たすことができるアイデアは、最初に短期間で実践されるようにするべきです。小規模ではあるが効果的な改善が達成されると、人々は、より多くの時間とコストを必要とする次のステップを行うことに自信を持つようになります。こうした段階的な進展は、重要な指針となるはずです。

　g）重要なフォローアップ活動は、達成された肯定的な結果を既存の労働安全衛生活動と結びつけることです。各職場には、明確な労働安全衛生方針と確立されたリスク管理手順とが必要です。このような包括的な労働関連リスク管理活動の重要な部分として、人間工学的改善を提案し、実施することができます。

　h）達成された改善を記録し報告するためのフォローアップ活動を組織し、医療労働者による持続的な改善活動をさらに促進することが必要であり、有用です。例えば、成果発表のワークショップを開催して、さまざまな職場で行われた改善内容を紹介し、現地で達成された優れた実践を広め、優れた成果を表彰します。

　そして重要なことは、医療現場で達成されたポジティブな経験を、さまざまな職場間で交流することです。達成された改善を他の医療労働者や他の職場、または関連するミーティングや会議に報告することが勧められます。医療労働者の既存のネットワーク、または関連部門、地域、国内および国際的なネットワークは、得られた経験と良好実践の交流に役立ちます。

医療職場の人間工学アクションチェックリスト

このチェックリストの使用方法

このチェックリストには、「医療職場の人間工学チェックポイント」に示されている改善アクションが含まれています。リストには60の項目があります。応用しようとする医療職場に関連する項目のみを選んで作成した独自のチェックリストを作成して使用できます。通常、対象職場に適した約30項目のチェックリストを作成して用いるようにするのが簡便です。

1．職場を知る

質問がある場合は対象職場の管理者に尋ねるようにします。主な業務内容と毎日の作業負担、労働者の数（男性と女性）、労働時間（勤務時間、休憩と残業時間を含む）、および重要な職業上の問題点について知っておく必要があります。

2．チェックする職場を決める

管理者や他のキーパーソンと協議して、チェックする作業範囲を決めます。小規模な施設の場合、職場全体をチェックできます。大規模施設の場合、個別のチェック用に特定の作業範囲を決めます。

3．最初の職場巡視

チェックリストを一覧したあと、各チェックリスト項目について確認する前に、対象職場を短時間歩いて観察します。

4．チェック結果の記入

各項目を注意深く読みます。書かれている改善策を適用する方法を検討します。必要に応じて、管理者または医療労働者に質問します。次の諸点を考慮に入れます：
- その対策はすでに適切に行われているか、またはその対策は必要ない場合には、「提案しますか？」のところで「いいえ」をチェックします。"
- その対策をとる価値があると思われる場合は、「はい」をチェックします。
- 具体的な提案があれば、[備考]の下の欄を使って、具体的な提案とその場所を記入します。

5．優先項目の選択

チェックリスト全項目の記入を終了したら、「はい」と記入した項目をもう一度見ます。その対策を行う利点が最も重要と思われるいくつかの項目を選択します。これらの項の「優先」をチェックします。

6．チェック結果に関するグループ討議

対象職場の巡視に参加した他のメンバーと共同で、チェック結果について話し合います。すでに対策を実施している良い例と、チェックリストの記入結果に基づいて実施する対策を話し合いで決めます。提案された対策について管理者および労働者と連絡を取り、これらの対策実施についてフォローアップします。

資材保管と取り扱い

1. 障害物がなく、平坦で滑らない運搬経路を確保します。

    この対策を提案しますか？
    □いいえ　　□はい　　　□優先
    備考 _____
    _____

2. 資材の手動運搬を最小限に抑えるために、多段の棚またはラックと小さな容器を使用します。

    この対策を提案しますか？
    □いいえ　　□はい　　　□優先
    備考 _____
    _____

3. ラベルと表示を見やすく、読みやすく、分かりやすくします。

    この対策を提案しますか？
    □いいえ　　□はい　　　□優先
    備考 _____
    _____

4. 資材の移動に便利なカート、手押し車、その他の車輪付き装置を使用します。

    この対策を提案しますか？
    □いいえ　　□はい　　　□優先
    備考 _____
    _____

5. 便利な場所に廃棄物容器を設置します。

    この対策を提案しますか？
    □いいえ　　□はい　　　□優先
    備考 _____
    _____

6. 作業区域のレイアウトを再配置して、資材を移動する必要性を最小限にします。

    この対策を提案しますか？
    □いいえ　　□はい　　　□優先
    備考 _____
    _____

医療機器と手持ち器具の安全性

7. 機器や手持ち器具の危険な部分との接触を防げるように、適切に固定されたガードを使用します。

    この対策を提案しますか？
    □いいえ　　□はい　　　□優先
    備考 _____
    _____

8. 鋭利器具の安全取り扱い手順を確立し、必要な安全装置と安全な廃棄容器を使用します。

    この対策を提案しますか？
    □いいえ　　□はい　　　□優先
    備考 _____
    _____

9. 医療に使用される各器具を定位置に保管する「ホーム」を備えます。

    この対策を提案しますか？
    □いいえ　　□はい　　　□優先
    備考 _____
    _____

10. 機器、器具と設備に対する安全な配線接続を確保します。

    この対策を提案しますか？
    □いいえ　　□はい　　　□優先
    備考 _____
    _____

11. 利用者が容易に理解できる警告表示を使用します。

    この対策を提案しますか？
    □いいえ　　□はい　　　□優先
    備考 _____
    _____

12. 機器と使用器具を定期的に点検して保守します。

    この対策を提案しますか？
    □いいえ　　□はい　　　□優先
    備考 _____
    _____

人の安全な移送

13. 人を移送するための安全で安心できる手順を確立します。

    この対策を提案しますか？
    □いいえ　　□はい　　　□優先
    備考 _____

14. 車いすなどの必要な移送機器と訓練を受けたスタッフを確保し、移送のためのスペースと経路が安全で障害物のないことを確認します。

    この対策を提案しますか？
    □いいえ　　□はい　　　□優先
    備考 _____

15. 人の移送用に、安全で使いやすく、安心できる移送機器を使用します。

    この対策を提案しますか？
    □いいえ　　□はい　　　□優先
    備考 _____

16. 人を持ち上げる必要があるときは、安全で安心できる挙上装置を使用します。

    この対策を提案しますか？
    □いいえ　　□はい　　　□優先
    備考 _____

17. 人の移送では、移送される人に手順を説明し、移送を行いながら各動作を明確な声で言い、その人の協力を得ます。

    この対策を提案しますか？
    □いいえ　　□はい　　　□優先
    備考 _____

18. 車両を人の移送に使用する場合は、その車両と運転者が安全で安心できる方法で移送を行えることを確認します。

    この対策を提案しますか？
    □いいえ　　□はい　　　□優先
    備考 _____

ワークステーション

19. 頻繁に使用する資材、器具、操作具を容易に手のとどく場所に配置します。

    この対策を提案しますか？
    □いいえ　　□はい　　　□優先
    備考 _____

20. 各労働者の作業面の高さを肘の高さ、またはその少し下に調整します。

    この対策を提案しますか？
    □いいえ　　□はい　　　□優先
    備考 _____

21. 労働者ができるだけ立ったり座ったり交互に行えるようにし、背もたれ付きの調整可能な椅子を備えます。

    この対策を提案しますか？
    □いいえ　　□はい　　　□優先
    備考 _____

22. 異なる機器、異なるスイッチ類を容易に区別できるようにします。

    この対策を提案しますか？
    □いいえ　　□はい　　　□優先
    備考 _____

23. 労働者が何をすべきかを理解できるように、物品や機器ごとに目立つ標識や色を付けます。

    この対策を提案しますか？
    □いいえ　　□はい　　　□優先
    備考 _____

24. 安全で効率的な医療労働と安全な投薬に必要な明確な指示と情報を提供します。

    この対策を提案しますか？
    □いいえ　　□はい　　　□優先
    備考 _____

作業場環境

25. 常に効率的で快適に医療労働者が作業できるように、十分な照明を設置します。

    この対策を提案しますか？
    □いいえ　　□はい　　　□優先
    備考 _____
    _____

26. 精密作業には局所照明を備えます。

    この対策を提案しますか？
    □いいえ　　□はい　　　□優先
    備考 _____
    _____

27. 医療労働者を過度の暑さや寒さから保護します。

    この対策を提案しますか？
    □いいえ　　□はい　　　□優先
    備考 _____
    _____

28. 空調システムを設備して、人びとの健康と快適さを助長する屋内環境を整えます。

    この対策を提案しますか？
    □いいえ　　□はい　　　□優先
    備考 _____
    _____

29. 訪問先の家とその他の施設の物理的環境が、医療対象者や医療労働者にとって安全で快適であることを確認します。

    この対策を提案しますか？
    □いいえ　　□はい　　　□優先
    備考 _____
    _____

30. 医療対象者のプライバシーを保護するために、パーティション、カーテン、その他の措置を講じます。

    この対策を提案しますか？
    □いいえ　　□はい　　　□優先
    備考 _____
    _____

有害物質および有害要因

31. 騒音の大きい機器または機器の一部を隔離するか、カバーします。

    この対策を提案しますか？
    □いいえ　　□はい　　　□優先
    備考 _____
    _____

32. 警告内容を伝え、安全な取り扱いを確保するために、有害化学物質の容器にラベルを付けて適切に保管します。

    この対策を提案しますか？
    □いいえ　　□はい　　　□優先
    備考 _____
    _____

33. 化学物質のリスクから労働者を保護し、安全かつ効率的に作業を行えるようにします。

    この対策を提案しますか？
    □いいえ　　□はい　　　□優先
    備考 _____
    _____

34. 医療労働を行うさいに労働者を電離放射線から保護します。

    この対策を提案しますか？
    □いいえ　　□はい　　　□優先
    備考 _____
    _____

35. レーザー、紫外線、赤外線、その他の有害放射線から安全に遮蔽します。

    この対策を提案しますか？
    □いいえ　　□はい　　　□優先
    備考 _____
    _____

36. 空気の質を汚染なく健康によいように保ち、医療対象者と医療労働者に有害な影響を与えないようにします。

    この対策を提案しますか？
    □いいえ　　□はい　　　□優先
    備考 _____
    _____

感染予防対策

37. 手指衛生の手順を確立し、衛生的な洗浄設備を設けます。

    この対策を提案しますか？
    □いいえ　　　□はい　　　□優先
    備考 _____
    _____

38. 医療労働中の感染の可能性を排除または削減するための感染対策を促進します。

    この対策を提案しますか？
    □いいえ　　　□はい　　　□優先
    備考 _____
    _____

39. 職場内における感染リスクの高い医療労働者に適切な種類の予防接種プログラムを実施します。

    この対策を提案しますか？
    □いいえ　　　□はい　　　□優先
    備考 _____
    _____

40. 感染の可能性がある感染源から保護するのに適切な個人用保護具を選んで使用します。

    この対策を提案しますか？
    □いいえ　　　□はい　　　□優先
    備考 _____
    _____

41. 感染者から医療対象者と医療労働者を保護する手順を確立します。

    この対策を提案しますか？
    □いいえ　　　□はい　　　□優先
    備考 _____
    _____

42. 事業継続計画（BCP）を含む緊急感染防止対策の実施計画を確立して適用します。

    この対策を提案しますか？
    □いいえ　　　□はい　　　□優先
    備考 _____
    _____

福祉設備

43. 良好な衛生状態を確保するために、清潔なトイレ、洗浄設備、更衣室を設置し、使いやすい状態を維持します。

    この対策を提案しますか？
    □いいえ　　　□はい　　　□優先
    備考 _____
    _____

44. 飲料設備と衛生的な食事場所を備えます。

    この対策を提案しますか？
    □いいえ　　　□はい　　　□優先
    備考 _____
    _____

45. リフレッシュできる休憩設備を設置し、また夜勤労働者のためには静穏な仮眠設備を設けます。

    この対策を提案しますか？
    □いいえ　　　□はい　　　□優先
    備考 _____
    _____

46. 適切な指示、試着体験およびトレーニングを含めて、個人用保護具が適切に着用され、管理されていることを確認します。

    この対策を提案しますか？
    □いいえ　　　□はい　　　□優先
    備考 _____
    _____

47. 適切な機会に頻回に、非公式または社交的な集まりやレクリエーション活動を開催します。

    この対策を提案しますか？
    □いいえ　　　□はい　　　□優先
    備考 _____
    _____

48. 会議とトレーニング活動に十分な設備があることを確認します。

    この対策を提案しますか？
    □いいえ　　　□はい　　　□優先
    備考 _____
    _____

緊急事態への備え

49. 正しい緊急時の措置、必要設備への容易なアクセス、迅速な避難を確保するために、緊急時計画を定めます。

    この対策を提案しますか？
    □いいえ　　□はい　　　□優先
    備考 _____
    _____

50. 避難経路を表示し、経路に障害物がないようにします。

    この対策を提案しますか？
    □いいえ　　□はい　　　□優先
    備考 _____
    _____

51. 職場内の救急設備に容易にアクセスでき、緊急時の初期診療を行える施設にすぐ移送できるようにしておきます。

    この対策を提案しますか？
    □いいえ　　□はい　　　□優先
    備考 _____
    _____

52. 容易に手の届くところに十分な数の消火器を備え、労働者がそれらの使用方法を知っていることを確認します。

    この対策を提案しますか？
    □いいえ　　□はい　　　□優先
    備考 _____
    _____

53. 職場の安全を向上させるために、事故の記録を保管し、重要なインシデントに関する情報を収集します。

    この対策を提案しますか？
    □いいえ　　□はい　　　□優先
    備考 _____
    _____

54. 管理者と労働者の間のコミュニケーションと相互支援を行いやすくする環境を促進し、また労働者の健康に関するカウンセリング窓口を設けます。

    この対策を提案しますか？
    □いいえ　　□はい　　　□優先
    備考 _____
    _____

作業組織と患者の安全

55. 作業開始前に短時間のミーティングを開いて、共同で業務割り当てを計画し、管理者と労働者間のコミュニケーションと相互支援の雰囲気とを促進します。

    この対策を提案しますか？
    □いいえ　　□はい　　　□優先
    備考 _____
    _____

56. 過長な労働時間を避け、十分な休養時間と適切な休憩時間を確保して、勤務スケジュールを調整します。

    この対策を提案しますか？
    □いいえ　　□はい　　　□優先
    備考 _____
    _____

57. 障害をもつ労働者に施設、設備、作業方法を適合させ、安全かつ効率的に業務を行えるようにします。

    この対策を提案しますか？
    □いいえ　　□はい　　　□優先
    備考 _____
    _____

58. 管理者と労働者の協力によって、労働ストレス予防のための実践的な対策を計画して実施し、これらの対策に関するトレーニングを組織します。

    この対策を提案しますか？
    □いいえ　　□はい　　　□優先
    備考 _____
    _____

59. 医療サービスの安全向上と、医療労働者、管理者、患者が協力して実施する患者のための安全文化を推進します。

    この対策を提案しますか？
    □いいえ　　□はい　　　□優先
    備考 _____
    _____

60. 現地の状況で実施可能な良い実践から学ぶことにより、参加型の職場改善を実施します。

    この対策を提案しますか？
    □いいえ　　□はい　　　□優先
    備考 _____
    _____

資材保管と取り扱い
チェックポイント１〜６

チェックポイント1

障害物がなく、平坦で滑らない運搬経路を確保します。

なぜ

医療労働のあらゆる種類で、円滑な運搬の流れは、重要です。運搬は、保管場所から医療現場へ、また医療現場間で頻繁に行われます。円滑な運搬には、十分なスペースと障害物のない経路を確保することが不可欠です。

障害物があって、不均一だったり滑りやすかったりする床の上で物を運ぶことは、よくある事故原因になります。床に転倒すると、重傷を負う可能性があります。医療労働者がつまずいたり、障害物にぶつかったりすると、医療に用いる機器が床に落ちることがあり、損傷したり、汚れたりすることがあります。良い運搬通路はそのような事故を防ぐことができます。

運搬経路の表面が平らで障害物がない場合、カートや車輪付きラックの利用をとても容易に行えるようになります。

リスク / 症状

・スリップ、つまずき、よろめき
・作業を行う場への困難なアクセス
・筋負担
・重大な事故または負傷
・避難の遅れ

どのように

1. 運搬経路にある突然の高低差やその他のつまずきの危害要因を取り除きます。

2. 平坦でない箇所をすぐに除去できない場合は、傾斜路、穴埋め、または足載せ台を使用します。

3. こぼれた液体、油、滑りやすい物質、またはその他の小さな物質を取り除いて清掃することを日常業務にします。こぼれたり落ちたりしないように、カバー付きの運搬容器を使用します。

4. 通路や廊下に何も置かない、また何も残さないことをルールとして確立します。このことを確実に行うには、十分な数の保管場所、ラック、廃棄物入れを用意し、運搬経路を明確に定義し、また印を付けておくことが最善の方法です。

5. カート、移動ラック、トロリーなどの運搬装置の利用を促進します。滑らかな表面での短距離運搬の場合を除き、大きな車輪が小さな車輪よりも望ましいです。

追加のヒント

− 滑りのリスクを減らすために、運搬経路の表面を高摩擦コーティングで覆うことができます。このようなコーティングが、カート、ラック、トロリーの転がり抵抗に影響を与えないようにしておきます。

− 適切な照明または明るい色の塗装面により、凹凸や滑りのリスクを簡単に特定できるようになります。

− 不適切な履物、または摩擦の少ない履物は、たとえ良い表面であっても滑りを起こす可能性があります。滑りのリスクが大きい場合は、作業者に適切な履物を提供します。

− 保管ラックまたは保管棚は運搬経路の近くにある必要があります。これにより、運搬経路に障害物がないようにする慣行を確立するのに役立ちます。廃棄物入れを備えておくことも重要です。

記憶ポイント

妨害物のない安全な運搬経路を確保することにより、高効率で良好な作業の流れを確保し、事故を防ぎます。

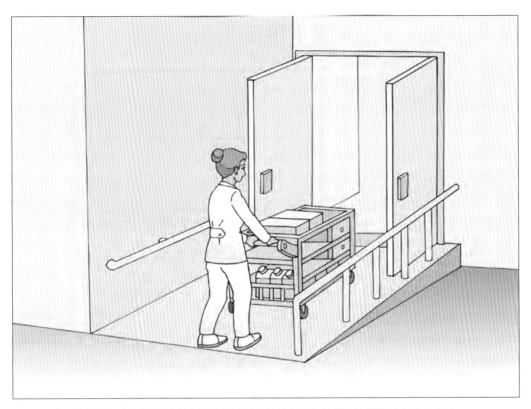

図1a．急な高低差の場所がある場合には、平滑で妨害物のない表面の傾斜路を設けます。

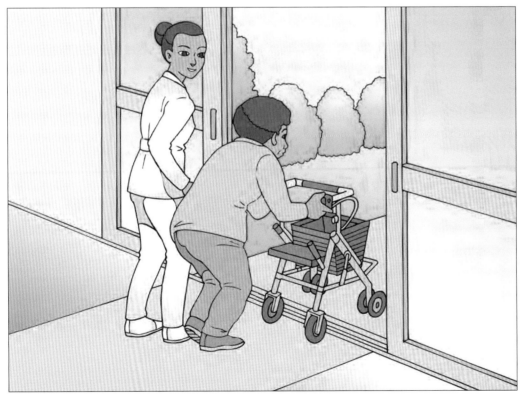

図1b．入口や廊下にある高低差をなくすことにより、円滑な移動と運搬が確実にできるようにします。

チェックポイント2

資材の手動運搬を最小限に抑えるために、多段の棚またはラックと小さな容器を使用します。

なぜ

作業現場の近くで多段の棚またはラックを利用すると、医療労働のために材料を見つけて移動するために費やす時間とエネルギーを節約できます。

多段の棚またはラックにより、スペースをより有効に活用し、材料と機器を整理して保管できます。こうした多段の保管場所は、作業エリアの近くのスペースが限られている場合に対象物を整然と保管しておくのに役立ちます。

各種類の対象物用に指定された小さな容器を備えた棚やラックがあると、整理された保管を適確に行えます。よく整えられた容器群を使用することにより、事故の危険性と損傷の可能性を減らすことができます。

リスク / 症状

・すぐアクセスしにくい資材
・筋負担
・事故または負傷
・材料または機器の損傷

どのように

1. さまざまな特定の対象物用に多段の棚またはラックを備えます。

2. 多段の棚またはラックを作業区域内の近くの壁に取り付けておくことにより、限られたスペースを有効に活用します。

3. 可能で適切な場合は、車輪を取り付けてラックを移動可能にします。

4. 材料、ファイル、または機器の種類ごとに、特別に配置された異なる場所を用意し、それぞれを簡単に取り出せるようにします。

5. 頻繁に使用する材料や機器を保管するのに高すぎる場所や低すぎる場所を避け、容易に手がとどくようにします。

追加のヒント

- ラベルまたはその他の手段（特定の容器など）を使用して、特定の材料または機器が入っていることが分かるようにします。

- 小さなアイテムを保管するための軽量の容器と仕切り箱を提供します。前面に開口部がある容器や仕切り箱びより、必要なアイテムを簡単に確認して把握できます。

- 重いまたは不規則な形状の物品は、腰の高さで、または運搬の次の段階をすぐ行い易い方法で保管します。

- 頭の高さ以上の場所に保管されたアイテムに到達するさいには、足台を使用するか、または広い足載せ板のついたはしごを使用します。はしごを降りるときは、両手でアイテムを運ばないようにします。落下の危険を避けるために、安全のため手足に3つの接触点があるように保つ必要があります。

記憶ポイント

多段の棚とラックにより、物品を整然と保管でき、時間とスペースを節約できるようになります。多段の棚とラックを使用することによって、資材への損傷を減らし、事故を防げるように整理された保管を行うことができます。

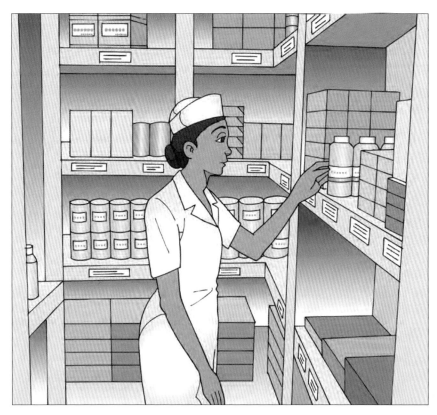

図2a. 多段の棚とラックにより、資材と機器を整然と保管できます。また、時間
とスペースを節約できます。

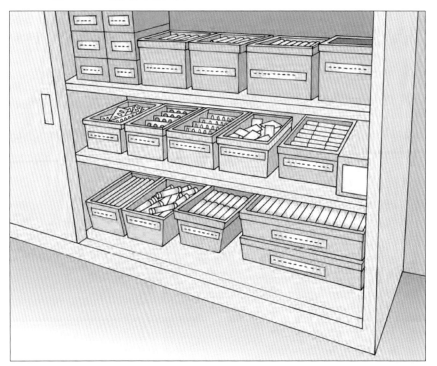

図2b. 小さな容器とラベルを使用すると、限られたスペースにさまざまな物品を
保管し検索することが容易になります。

チェックポイント３

ラベルと表示を見やすく、読みやすく、分かりやすくします。

なぜ

医療労働では、ラベルと表示は広く使用されています。読みやすいものでなければなりません。そうでないと、重大な間違いが発生する可能性があります。

人々は短く一目見ただけでラベルや表示を読みとる傾向があります。忙しい医療労働では、労働者が読みとりを間違えることがよくあります。その結果生じる誤った操作は、事故を引き起こす可能性があります。ラベルと表示は大きく読みとりやすく、離れた位置から理解しやすいようになっていなければなりません。

ラベルと表示は、何をすべきかを明確に示していると理解しやすくなります。このように取るべき行動が明確であることが、間違いを避けて安全な医療を確保する上でとても重要です。

リスク / 症状

・アクセスし難い資材
・筋負担
・ミスによる事故または負傷
・資材または機器の損傷

どのように

１．ラベルと表示は、労働者がよく見える場所、例えばワークステーションや作業場のすぐ近くに貼り付けます。

２．ラベルと表示を、目の高さ近くで快適な視野角の範囲、つまり最適には目の高さから約20〜40度下方の角度で見やすくなっているようにします。

３．文字のサイズを、遠くからでも容易に読める大きさにします。

４．必要に応じて、異なるラベルまたは表示に異なる色または形状を使用します。

５．表示器とスイッチのラベルを、対応するものの近く、つまり、真上、真下、またはすぐ横に設置して、どのラベルがどの表示器またはスイッチに対応するかを明確にします。他の備品などがこれらのラベルの読み取りを妨げていないことを確認します。

６．各項目に明確で短いメッセージを使用します。混乱を招く長い文章は避けます。

７．ラベルと表示が、対応する労働者が理解できる言語を使用していることを確認します。複数の言語グループがいる場合、ラベルと表示に異なる言語を使用したり、異なる言語の組み合わせを使用する必要がある場合があります。

追加のヒント

－　異なる薬や備品を示すために、類似の名前やメッセージを使用しないようにします。このことは、薬または実行する行為が異なる効果を持つ場合に特に重要です。さまざまな形や色を使用するか、表現文を分かりやすいように変更します。

－　使用するラベルと表示が長い期間よく見えるようになっているようにします。必要に応じて、樹脂または他の長持ちする表示板を使用します。

－　通常のワークステーションでは、高さ１cm の大きさの文字のラベルで十分です。表示を遠くから読む必要がある場合は、これより大きな文字表示が必要です。

－　必要な操作を示すときは、その行為を指示する動詞がすぐ分かるようにメッセージを構成し、作業者が何をすべきかを正確に把握できるようにします（例：「N95レスピレータ着用」、「危険、曲がり角に注意」）。

記憶ポイント

分かりやすいラベルと表示により間違いを防ぐことができます。ラベルと表示を十分に大きくし、作業者が見ることができる場所に配置し、メッセージを短く明確にします。

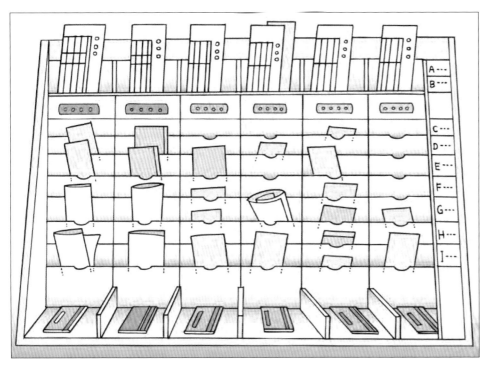

図3a. 特定のラベルに対応する物品を簡単に識別できるようにラベルを使用します。色分け
が役立つ場合は、異なる色を使用します。

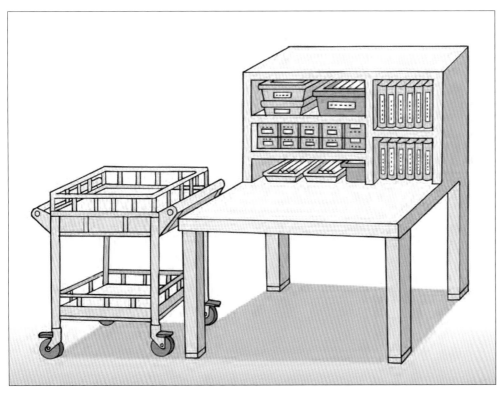

図3b. 異なる物品を入れた容器にラベルを添付する場合は、どの容器がどの物品に対応している
かがはっきり見えるように添付します。

チェックポイント4

資材の移動に便利なカート、手押し車、その他の車輪付き装置を使用します。

なぜ

医療労働者は、医療業務のためにさまざまな資材、機器、ツールを頻繁に移動しています。多くの備品を手動で移動する場合には、多くの労力と時間を消費するだけでなく、しばしば、事故につながります。これはすべて「車輪」を使用することで回避できます。

カート、トロリー、その他の可動装置を使用することにより、移動回数を減らすことができます。これにより、効率と安全性が向上します。

適切に資材や備品が配置されたトロリー、可動装置は、医療労働者が作業課題を効率よくエラーなしに順にこなしていくのに役立ちます。

リスク／症状

・筋負担
・腰痛
・上肢障害
・作業中の負傷
・資材や機器の損傷

どのように

1. 医療労働を行うさいの資材、機器、器具を移動する課題を調べます。これらの課題が頻繁に行われる場合は、そうした課題に適切なカート、トロリー、またはその他の可動装置を使用します。

2. 材料、機器や器具を、カート、トロリー、または移動装置に配置する方法を調整して、見つけやすく、扱いやすいようにします。

3. カート、トロリー、または可動装置に簡単に積み込めるパレット、小型ケース、または容器を使用します。内容物が損傷から保護され、容易に検査したり使用したりできるように、さまざまな用途に合わせて特別なものを設計します。

4. 各カート、トロリー、または可動装置を定期的に検査して、必要な備品が十分な数量備わっているか

どうかを確認します。

追加のヒント

－ 障害物のない明確な運搬経路が常に確保されていることが重要です。安全な移動を行うには、障害物のない運搬経路が不可欠です。

－ 資材を長距離移動させたり、または不均一な表面上で移動させたりする場合には特に、より大きな直径の車輪のついた装置を選択します。可能な場合には、騒音を減らすためにゴム製の車輪またはキャスターを採用します。

－ 医療労働中の安定性を維持するために、各カート、トロリー、または可動装置に適切なストッパー機能を装備します。

－ さまざまな備品または備品グループには、適切な大きさのラベルを添付して、相互に簡単に識別できるようにします。

記憶ポイント

カート、トロリー、または可動装置を使用して、医療労働中の移動回数を減らします。これにより、作業がより効率的で安全に行えるようになります。

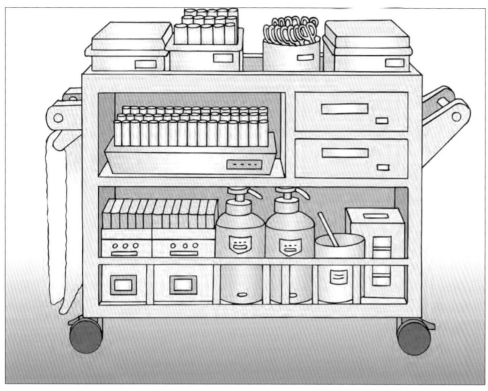

図4a. 医療材料用のよく整備されたカート。

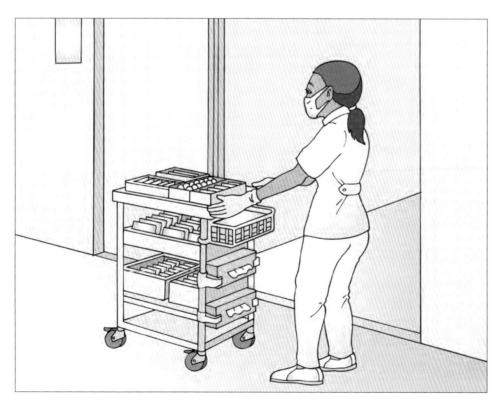

図4b. 特定の医療作業ごとの特別な目的に合わせて設計されたカート。

チェックポイント5

便利な場所に廃棄物容器を設置します。

なぜ

廃棄物、汚染した資材は、誤使用や予期しない汚染を避けるために、指定された廃棄物容器に廃棄しなければなりません。

テーブルや床上にある廃棄物やこぼれた液状物は、正しい操作と円滑な作業の妨げになるだけでなく、事故の重要な原因にもなります。便利な場所に廃棄物容器を用意しておかないと、職場の整理整頓と安全性を維持することが困難になります。

便利な場所にあって、内容物を取り出しやすい廃棄物容器は、妨げがなく安全な作業スペースを維持し、異常事態と事故を減らすのに役立ちます。

リスク / 症状

・筋負担
・腰痛
・資材の流出
・スリップ、つまずき、よろめき
・手 / 腕 / 脚 / 足の負傷
・予期しない汚染

どのように

1．それぞれの種類の廃棄物に適した廃棄物容器を備えます。廃棄物容器としては、廃棄物やゴミ用の蓋なしタイプないしシリンダー型容器または箱、液体用の密閉容器、衛生材料のための専用の廃棄物容器、長いか大きい廃棄物（シーツその他の洗濯物）に適したラックまたは置き台などが挙げられます。

2．廃棄物を廃棄場所まで頻繁にかつ容易に運べるように、廃棄物容器の下に車輪を付けます。

3．使用装置から液体または一部がこぼれたり落ちたりする場合は、その装置の下部に取り外し可能なトレイや袋状の受け容器を取り付けます。

4．廃棄物容器を設定するのに最適な場所と適切な間隔で空にする方法とについて労働者と相談します。

5．廃棄物容器を空にする責任を1人に割り当てるか、作業者グループ間でローテーションするかします。

追加のヒント

－ 適切な作業場所に設置された簡易で衛生的な金属 / プラスチック廃棄物容器は、職場の良好で安全な整理整頓を維持するのに役立ちます。

－ 電気掃除機は、小さくて乾燥した粒状物などを取り除くのに便利な廃棄物容器です。湿った廃棄物には特別な掃除機が必要です（販売店に相談します）。

－ 衛生上のリスクに応じて、廃棄物容器を分けて設置します。

－ 廃棄物容器を簡単に移動でき、適切な高さで簡単に開けることができるようにすると、重かったり大きかったりする廃棄物をより効率的に処理できます。例えば、手首の高さで容器の側面から取り出せるようにします。

－ きちんと清潔に保管された廃棄物はリサイクルできます。

記憶ポイント

廃棄物の収集法が適切に整備されていることが、職場における整理整頓の維持と汚染防止に必要です。

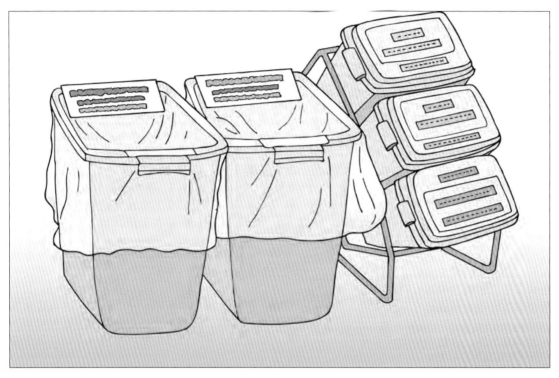

図5a. 便利な場所に設置され、内容を空にしやすい分別用廃棄物容器。

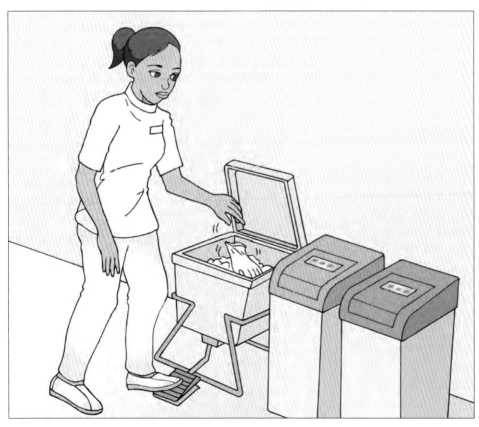

図5b. 使用済みの鋭利物と針状物用の不貫通式の分別容器。

チェックポイント6

作業区域のレイアウトを再配置して、資材を移動する必要性を最小限にします。

なぜ

医療サービスが広がるにつれて、ワークステーションと機器が追加して設置されていくことがよく起きます。そうした配置場所は、作業を円滑で効率的に行うのに必ずしも適していません。こうした状況は、レイアウトを変更することで改善できます。

設備、機械、または資材の置き場所を置き直すことにより、作業課題の実行に必要な時間を大幅に短縮できます。こうした変更により、労働者の遂行時間と疲労が軽減され、より効率的な作業が可能になります。

作業区域の適切なレイアウトは、資材の移動による事故や不必要な汚染を防ぐのに役立ちます。

リスク / 症状

・反復作業による負担
・過度の疲労
・腰痛
・負傷発生率の増加
・予期しない汚染
・ストレスによる健康障害

どのように

1. 作業区域内のレイアウトを変更することにより、機器や資材を移動する方法を改善できるかについて、労働者間で話し合います。各医療作業の区域内および異なる作業区域間で機器と材料を移動するより良い方法を見つけます。

2. 作業対象物の移動を最小限に抑えながら一連の操作を実行できるように、設備、機器、資材の置き場所を調整します。

3. 行われる作業の順序に合わせて、保管施設、大型機器とワークステーションの場所を調整します。このことにより、労働者や資材の不要な移動を回避できます。

4. 一連の医療作業が同じ作業区域内または近接した

作業区域内で行われる場合、可能な限り作業の遂行を組み合わせて、作業間で資材を移動したり運搬したりする必要性を減らします。

追加のヒント

- 作業対象物を載せるパレットまたは小容器を使用することにより、各作業場所またはワークステーションから送られてくる複数の対象物を作業場所に容易に移動できるようにします。

- 作業区域内のレイアウトを再整備するときは、運搬ルートに妨げがないことを確認します。

- すべての医療作業を安全に行えるよう十分なスペースがあるか確認します。

- 設備、機器、作業場所のレイアウトを再編成するさいには、医療労働者を含めた討議が不可欠です。行った変更が作業の円滑な流れを妨げないことを確認します。

記憶ポイント

作業区域のレイアウトを改善することにより、資材を移動または運搬する必要性を最小限にします。機器、または資材の置き場所を変更することにより、多くの場合、作業がより容易に行えるようになります。

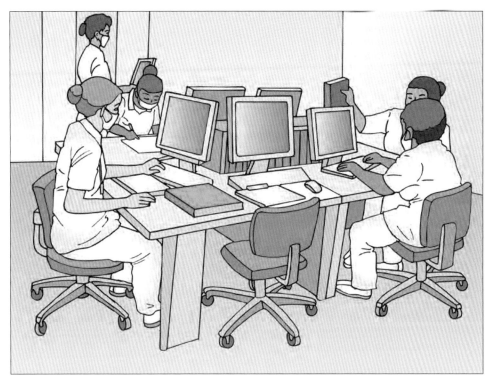

図6a. よりよくチームワークができるように作業机と機器の配置場所を変更した例。

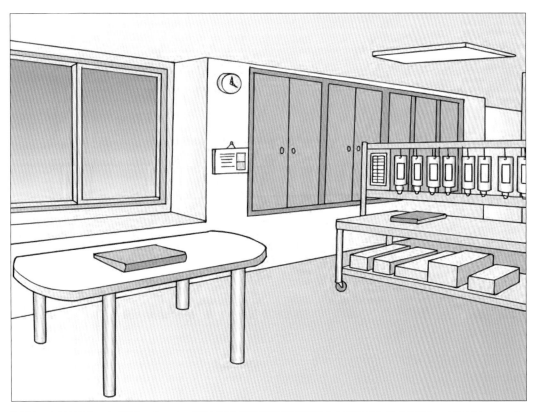

図6b. 同じスタッフステーションで働いている医療担当者間の討議に基づいてスタッフステーション
のレイアウトを改善した例。

医療機器と手持ち器具の安全性
チェックポイント 7 -12

チェックポイント 7

機器や手持ち器具の危険な部分との接触を防げるように、適切に固定されたガードを使用します。

なぜ

機器や医療設備の可動部の近くで作業する場合、作業者は危険にさらされます。動力伝達部（ギア、シャフト、冷却ファン、ホイールなど）または操作部位で負傷する可能性があります。こうしたリスクから保護する最良の方法は、医療労働者に接触を避けるよう指示することによってではなく、工学的手段によって接触を防ぐことです。

医療スタッフや担当労働者にとって、針刺し傷害によるB型肝炎、C型肝炎、またはエイズウイルス（HIV）感染症などの疾患に感染する可能性は高いです。安全防護装置が組み込まれていて安全になっている針を使用することにより、医療労働者の感染リスクを減らすことができます。

リスク / 症状

・重大な負傷または事故
・職業性感染症

どのように

1．機器と設備自体に固定ガードを取り付けて、可動部や危険な部分との接触を防止します。ガードは適切に防護できるようになっていなければなりません。

2．機器のガードが手の操作を妨げる場合、または作業者が操作する箇所をはっきりと見ることができない場合、ガードを取り外してしまう可能性がよくあります。これらのガードを再設計するか、シースルーの素材で作られたガードに交換します。

3．手指または他の身体部分が機器などまたは設備（例えば回転部分、ドア、器具）に挟まれたり巻き込まれたりする可能性があるがどうか調べます。適切なガード、ストッパーの設置により、またはインターロック装置により、こうした事態を防止します。

4．傷害を起こす危険が見てすぐ分かるようでない場合にも、機器の可動部分との接触が起こり得る場所に固定ガードを取り付けます。回転部分と挟まれポイントが存在する場所に手指または衣服が巻き込まれないようにするガードを取り付けます。

5．針刺しを起こす可能性のある機会を減らすために、ガード付きで安全な針付き医療器具を購入し使用します。

追加のヒント

- 医療機器のメーカーは通常、機器防護装置を提供しています。時にはこれらは非実用的であり、現場に適した防護装置を設計して用いる必要があることが分かることがあります。

- 新しい鋭利器具や機材を導入するときは、使用前に関連するすべてのスタッフと適切な防護手段について話し合います。

- ゴム製手術用手袋は、個々の着用者を防護し、針刺しによる経皮的損傷時の汚染血液感染源へのばく露を最小限に抑えることができます。

記憶ポイント

医療労働者を事故や感染の危険のある傷害から守るためには、機器防護装置とガード付きで安全になっている器具 / 機器がぜひ必要です。

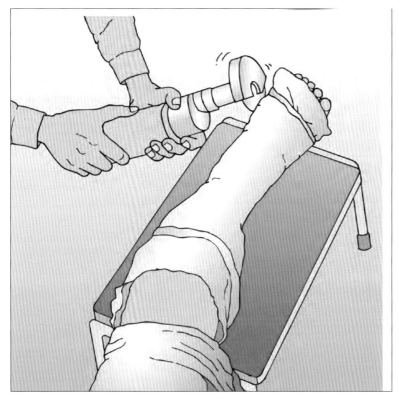

図7a. ギブス包帯の切断にさいして、適切なガード装置付きのカッターを
　　　用います。

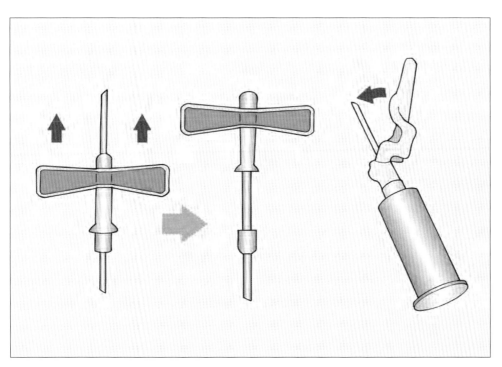

図7b. 翼状針などの安全ガード装置が組み込まれている安全な針は、使用前、使用中、使用後
　　　の負傷を防ぐのに役立ちます。

チェックポイント8

鋭利器具の安全取り扱い手順を確立し、必要な安全装置と安全な廃棄容器を使用します。

なぜ

医療の現場では、医療労働者は針やメスなどの鋭利な器具を頻繁に取り扱います。このため、針刺し損傷、切傷その他の負傷のリスクが高くなります。

行う予防措置がリスクの特性に対応していることが重要です。リスクレベルは、行う医療業務、手術室などの血液にばく露される場所、透析などの医療手順によって異なります。鋭利器具取り扱いによって引き起こされる負傷の多くは、機器の種類や使用手順に応じて適した対策を講じることで予防できます。

リスク / 症状

・針刺し
・切傷その他の負傷
・血液または体液による汚染

どのように

1．すべての医療スタッフは、注射器の取り扱いに関する安全手順に従う必要があります。そして、安全管理者、労働安全衛生スタッフや感染防止チーム（ICT）が定期的に職場巡視を行う必要があります。

2．鋭利器具は血液または体液と接触の可能性のある使用の直後に安全な鋭利器材廃棄容器に廃棄します。使用者が鋭利物を一時的に保持したり、適切な廃棄手順を行うことなく放置したりすることのないようにしなければなりません。

3．一連の医療作業が行われる間に鋭利器材廃棄容器が備えられていることを確かめます（例えば、処置室、手術室、ベッドサイド作業、トロリー近傍での鋭利器具取り扱いなど）。

4．適切な場合には、針先を自動的に覆うようになっている注射器のような安全器具を導入します。

5．スタッフ全員が廃棄容器と安全器具を正しく使用することを含め、鋭利器具の安全手順と管理方法を計画し順守するように教育と研修ワークショップを実施します。

6．各チームのメンバー間で円滑な作業手続きを討議して、鋭利器具傷害を予防するための良いチームワークを励行するよう協力します。

追加のヒント

－ 職場で適切な安全作業手順を採用し、それに従うことが重要です。医療スタッフが鋭利器具取り扱いについての確実な知識を持つようになるため、血液媒介ウイルスによる感染リスクが低減されます。

－ 採血、注射、点滴の準備などの複数の作業に従事することを避けるように、作業分担を見直します。一度に1つの作業に集中するようにして、投薬ミスや針刺しの発生を減らします。

－ 病室内に鋭利器材廃棄容器を取り付けないようにします。代わりに、携帯用の鋭利器材廃棄容器を使用し、それを巡回ごとに携帯して持参するようにします。

－ 鋭利器材廃棄容器が満杯になる前に容器の交換を手配する責任者を任命しておきます。

記憶ポイント

鋭利器具の取り扱い手順により、針刺し、切創、その他の傷害の危険から身を守る方法を明確に示す必要があります。それに合わせて、鋭利器材廃棄容器などの安全装置の使用が、傷害や感染の防止に役立ちます。

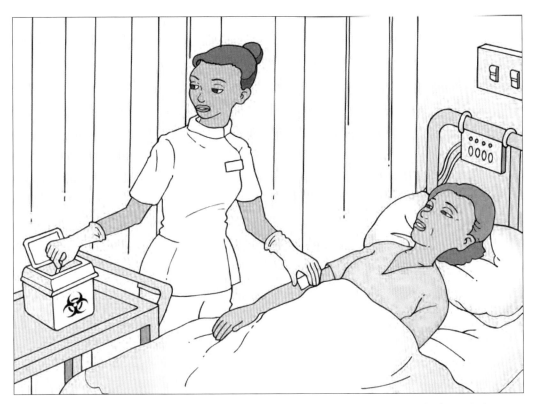

図 8 a. 連続した医療作業中、すぐそばに鋭利器材廃棄容器が提供されていることを確認します。

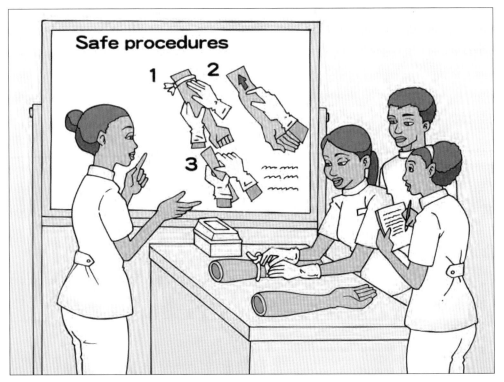

図 8 b. 鋭利器具の安全手順と管理を確立して励行するよう学ぶ研修ワークショップを開催します。

チェックポイント9

医療に使用される各器具を定位置に保管する「ホーム」を備えます。

なぜ

医療労働には多くの種類の器具が用いられます。各器具にホーム（つまり、器具別に割り当てられ、永続する保管場所）がある場合、医療労働者はその器具をすばやく見つけることができ、常に適切な器具を用いることができるようになります。必要な器具を見つける時間のロスを防ぐ効果的な方法です。

器具のホーム場所を指定しておくことは、安全性と確実な作業のための大きな助けになります。

特定の場所に保管されている器具は一目で確認でき、また在庫調整を容易に行うことができます。これは、作業の良い流れを維持するのに好都合です。

リスク / 症状

・器具の損傷
・手指／腕の負傷
・器具の紛失
・時間のロス
・インシデントや事故をもたらす誤り

どのように

1. 医療労働で用いられるさまざまな器具について、器具保管場所を指定しておくことが役立つかについて話し合います。各器具ごとにホームを設けるさまざまな方法があり、特別な棚、引き出し、見やすい容器、器材トロリー、壁のフック、オーバーヘッドの構造物からの吊り下げ、または器具ボードなどが役立ちます。

2. 最も適切な保管法は、器具のサイズ、形状、重量に合わせて場所を指定することです。

3. 器具を使用する頻度が高いほど、その器具を使用する作業場所に近い場所に保管ホームを設ける必要があります。器具の種別に合わせて「ホーム」を設定する必要がある場合は、作業スケジュール、行う医療行為と作業内容の詳細を正確に知ることが重要です。

4. 器具保管ボードの場合、各器具ごとに輪郭図を描いて、器具別に配置場所を示すことができます。または、ラベルにより各器具の保管場所を示すことができます。

追加のヒント

－ 労働者または労働者グループが頻繁に作業場所を変更する場合は、携帯用器材ボックス、器材トロリー、または可動式器材収納ラックを使用すべきです。

－ 一連の小さな器具または同じ系列の器具部品を、各アイテムごとに明確に示すラベルを付けて、特別な小容器、トレイ、または挿入箇所に保管できます。必要な部品を一目で取り出したり、たやすく戻したりすることができるようになります。

－ 医療労働で用いられる個人用保護具には、その保管場所を個別に指定しておくことが必要です。

記憶ポイント

医療労働で用いられる器材ごとに明確に割り当てられた保管場所がある場合、さまざまな器材を整然と維持することができます。労働者が機器の検索に要する時間を節約することができます。

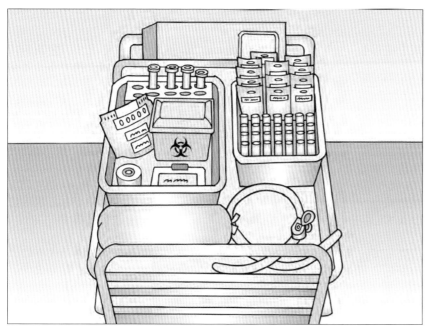

図9a. 器具を頻繁に使用する作業者の近くに「ホーム」保管場所を設けます。使
用頻度の低い器具のホームは、ワークステーションの周囲に配置できます。

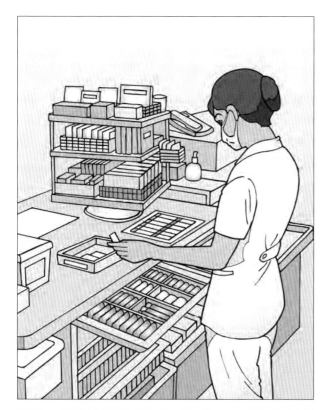

図9b. 各器具の輪郭を器具ボードに描いて、配置すべき場
所を示します。的確な保管を行うことができ、また、
不足している器具があるかどうかをすぐ明らかにす
ることができます。

チェックポイント10

機器、器具と設備に対する安全な配線接続を確保します。

なぜ

配線接続部は、電気による事故、特に感電事故の主な原因です。不規則な配線と接続部の損傷を防止するために、特別な注意が必要です。整備されていない配線は、誤った手順をもたらすだけでなく、可動式ラックや手押しカートの通行を妨げる場合があります。

医療に新しい機器や設備が導入されるのに伴って、不規則な接続や安全でない配線の結果、事故が起こったり、作業が中断したりします。

配線と接続部を適切に保守することにより、機器の故障による時間損失と作業の中断を最小限に抑えることができます。適切な保守により、電気事故を減らすこともできます。

リスク / 症状

・電気ショック
・感電死
・機器の故障
・スリップ、つまずき、よろめき
・火災

どのように

1. 労働者と患者が　配線部に触れる機会を最小にするために、配線接続に十分な数のソケットコンセントを設置します。必要に応じて、追加のマルチソケットを使用します。

2. 配線用端子を被覆するか防護します。すべての配線説側部が適切であることを確かめます。一つのソケットに電気機器を多く取り付けすぎると、過大負荷と過熱状態を招いてしまいます。

3. あらかじめ定められた接続器具のみを使用し、不正な配線を行わないようにします。露出した接続部の使用を避けます。１つのソケットにあまりにも多くの電気機器を接続すると、過負荷と過熱につながる可能性があります。機械、機器、照明ユニットに必要な電力に合った標準規格の配線のみを使用する

よう作業者に指示し、訓練します。

4. 機器と設備は適切に接地しておきます。定期的に検査し、摩耗したケーブルは迅速に交換することをルール化します。

5. 救命システムが予期せずに接続されずに起こる事故を防ぐために、非常用配線接続部を設けます。

6. ケーブル、特に一時的に床に置かれたケーブルを、作業者が踏んだり、輸送機器車輪にひかれたりしないように保護します。そのような危険がある場所には、しっかりした保護カバーを設置します。

7. 接続されている機器を簡単に識別できるように、マルチソケットに色分けラベルと表示を貼ります。

追加のヒント

- 誤ってこぼれたり漏れたりした液体から守るために、電気回路とケーブルを保護します。

- 職場ごとに、電気回路と携帯用電気医療機器の定期検査プログラムを確立します。

- 法令と規則には、電気設備に関する要件が含まれていることに注意します。それらに正確に従うことを目的として、労働者と共に注意深く検討しておきます。

記憶ポイント

安全な配線と電気接続により、火災の可能性と機器の故障や作業者の負傷による時間損失の可能性を抑えることができます。

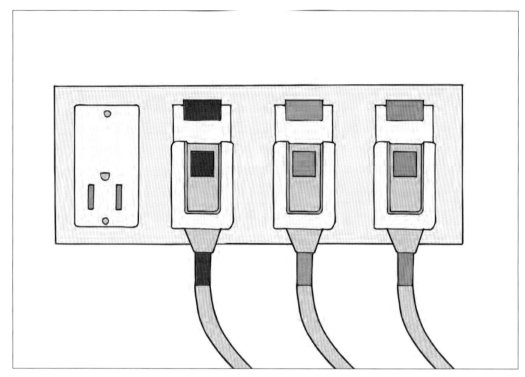

図10a. 色分けされたラベルと表示により、接続された機器を容易に識別できます。

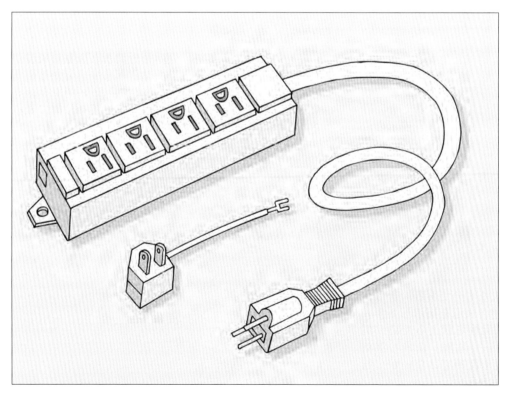

図10b. 接地接点付きのマルチソケットの使用は、機器や設備への電気的過負荷による損傷を防ぐ
ために役立つ良い方法です。

チェックポイント11

利用者が容易に正しく理解できる警告表示を使用します。

なぜ

警告表示は、労働者に危害要因を警告するために用いられます。表示は容易に読むことができ、理解できることが重要です。

どういう危害要因があるか、それによる危害を防止するためにどうすべきかを伝えることが必要です。

容易に理解でき、必要なアクションを取るのに役立つ警告表示は、警告の読み誤りによる事故を減らすことができます。さらに、時間が節約できることで生産性が向上します。

リスク / 症状

・重大な負傷または事故
・感電死を含む感電事故
・危害要因へのばく露
・避難の遅れ

どのように

1. 医療労働者が扱う設備および機器を調べて、適切な警告表示が十分な数、容易に理解できるように設置されているかを点検します。必要な警告表示の設置場所と種類について話し合います。

2. 労働者が頻繁に目にする場所、例えば、ワークステーションの近くや作業場所の正面などに警告表示を設置すべきです。

3. 遠くからでも容易に読める大きさの文字を用います。

4. 取り上げる危害要因は重大なものである場合は、次の4つの必須要素を含む警告表示を掲示します。
（a）注意喚起語：リスクの重大性を伝えるため－例えば、「危険」、「警告」など－「危険」は最も深刻な注意喚起語、「警告」は最も深刻ではないが、危害のおそれがある場合の注意喚起語。
（b）危害要因（ハザード）：ハザードの性質。
（c）もたらされる結果：警告が無視された場合に起こりうる被害。
（d）指示事項：その危害要因を回避するために取るべき適切な対策の内容。

5. 警告表示は、機器の表示部と連動して、またどの器具がどのような器具であるかを示すラベルと連動して機能することは明らかであるため、表示ラベルは機器のすぐ上、横、またはすぐ下に配置します。ラベルが他の要因によって読み取りにくくなっていないことを確認します。

その他のヒント

－ 必要なときに実行するべき操作を示す警告表示は、労働者が何をする必要があるかについて直ちに理解できるようになっている必要があります。行うべきアクションを表す動詞句を使用します。

－ 短いメッセージは、長いメッセージより効果的です。

－ 警告表示の位置が低すぎると、ほこりや油がたまりやすくなります。合成樹脂やスチールなどの素材を使用して、表示が長期間維持されるようにします。

記憶ポイント

容易に理解できる警告表示を労働者と医療対象者がすぐに見ることができる場所に置きます。分かりやすい簡単なメッセージを提示します。シンプルなメッセージを示す警告表示が十分な数で適切な位置に表示されていることを確認します。

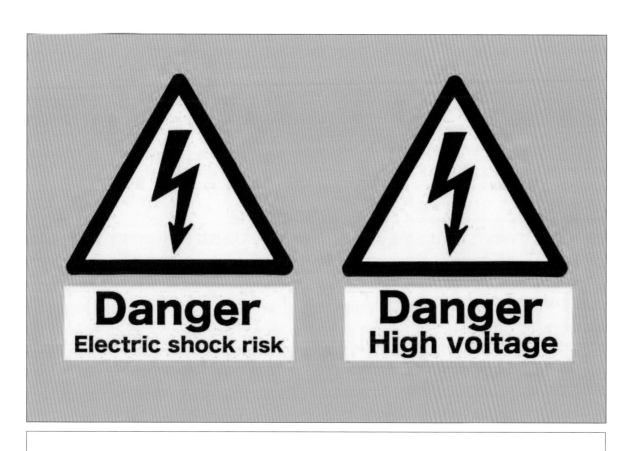

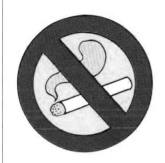

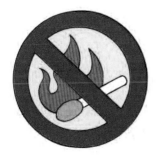

図11. 警告表示は、危害要因の性質と重大度示す短いメッセージ、作業者が行うべきことと行ってはならないことを示す短文を用いるべきです。

チェックポイント12

機器と使用器具を定期的に点検して保守します。

なぜ

適切に機能しない器具、機器と設備は、作業中断を増加させ、医療の質の低下と安全性低下を招きます。

保守が不十分な機器と器具は、負傷や事故を引き起こす可能性があります。機器と器具の定期保守は、適切な医療サービスの一部となっていなければなりません。この点についてすべての労働者が協力し合うことにより、医療の質と人間関係にプラスの効果がもたらされます。

リスク / 症状

・重大な負傷または事故
・感電死を含む感電事故
・不必要な作業中断
・医療の質の低下
・機器と資材の損傷
・火災または爆発

どのように

1. 信頼できる安全な機器と器具を購入し導入します。故障した機器や器具は迅速に交換するようにすべての労働者に指示します。

2. 機器または器具を定期的に点検することをルールにします。労働者自身が点検できる器具もあれば、有資格者が点検すべき器具もあります。

3. 使用している機器と器具の点検を担当する担当責任者を指定します。

4. 必要な場合、現場ですぐ使えるスペアパーツまたはスペア器具を用意しておきます。

5. 機器と器具の適切な点検手順について医療労働者を訓練します。機器の不備と器具の損傷がすぐに報告され。必要な措置が講じられることを確認します。

追加のヒント

− 通常、保守時間（機器の点検と修理にかかる時間）は、その機器が機能していないことを見つけ、問題を発見し、（特に）修理部品を入手するのにかかる時間に比べて常にずっと短いです。

− ダウンタイム（異常の特定、部品の入手、修理の実行にかかる時間）の増加は、その機器を使える作業時間の短縮を意味します。事前に部品 / モジュールの交換を手配しておくことにより、このダウンタイムを削減できます。

記憶ポイント

保守の行き届いた機器と器具は作業の安全性、正確度、質を向上させます。定期的な保守と素早い修理ないし交換を行うことにより、インシデントと事故を防ぐことができます。

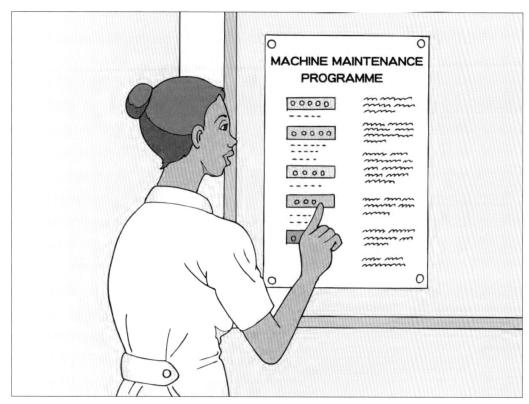

図12a. 実施中の機器保守プログラムを関係するすべての労働者に知らせます。

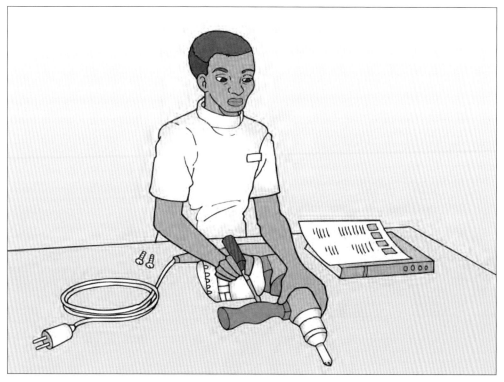

図12b. 定期的な保守と点検は、有資格者が行うべきです。

人の安全な移送
チェックポイント13-18

チェックポイント13

人を移送するための安全で安心できる手順を確立します。

なぜ

安全に行われる人の移送は、医療労働者が通常行う業務です。安全に人を移送するには、チームのすべてのメンバーと手順を定めて共有することが重要です。確立した手順は、人の安全な移送作業中に起こりうるあらゆる状況に対処できている必要があります。

移送作業にはさまざまな方式があります。移送される人の安全性と快適性、医療労働者の健康リスクの予防を優先しなければなりません。移送作業により過度の負担がかかると、医療労働者が筋骨格系障害と過度の作業ストレスに悩まされる可能性があります。

現場条件で効果的な手順を確立するには、行われている移送条件に関する経験と知識を持つ医療労働者が検討に加わる必要があります。

リスク / 症状

・転倒と重傷
・筋骨格系障害
・腰痛
・職場ストレス
・移送される人の不安感

どのように

1. 医療労働者が行う人の移送作業の安全性を点検し、移送作業中に遭遇するリスクを最小限に抑える実際的な対策について話し合います。経験豊富な労働者から適切な移送業務について学ぶことが役立ちます。

2. 以下にリストアップされた移送手順が十分に確立され、移送業務に従事するすべての労働者に理解されていることを確認します。
・誰が何をするかを明確にする
・移送のすべての段階で移送される人の安全を保つ
・移送される人の快適さと協力を確保する
・特に筋緊張と姿勢による緊張による過度の負担を医療労働者にかけない
・関連法規の遵守を確保する
・機器を安全かつ適切に使用する

・患者の状態変化に注意する
・移送される人とコミュニケーションを取る。

3. これらの手順には、医療労働者の筋骨格系の過度の負担を避けるために役立つ安全移送技術が含まれます。

4. 必要に応じて、安全で効率的なスキルについての専門家からのガイダンスまたは助言得るとともに、労働者と管理者の両方に適切なサポートを提供します。

5. 移送手順の改善についての提案を労働者および管理者と定期的に話し合います。この討議に基づいて、最も実際的で効果的な移送方法を選択します。

追加のヒント

－ 必要な機器を使用するのに十分なスペースがあることを確認します。

－ 移送中に過度の負担を引き起こす可能性のある場面を改善します。軽微な緊急事態がある場合でも、また時間が限られている場合でも、定められた手順に従うようにします。必要に応じていつでも手順を変更することも含まれます。

－ 移送されている人ができる場面で医療労働者を支援するよう奨励します。

－ 避難の場合のようにスピードが重要な場合、傷害リスクを最小限に抑えるよう常識を用います。例えば、持ち上げるのではなく、引き寄せるか引いていくようにすることも含まれます。

記憶ポイント

リスクと過度の負担を防ぐための移送手順を確立するさいには、移送される人または移送者の傷害の潜在的なリスクを特定するよう、医療労働者とともに行います。

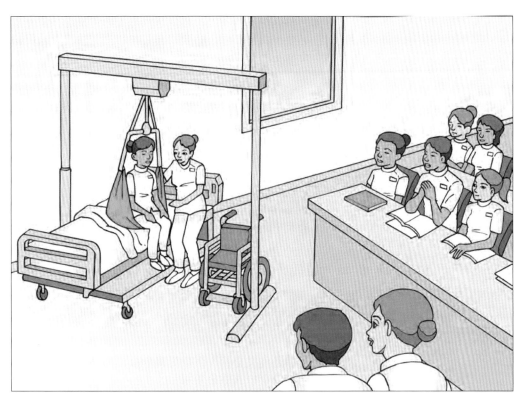

図13a．人の移送に関連する手順について定期的にトレーニングを行います。

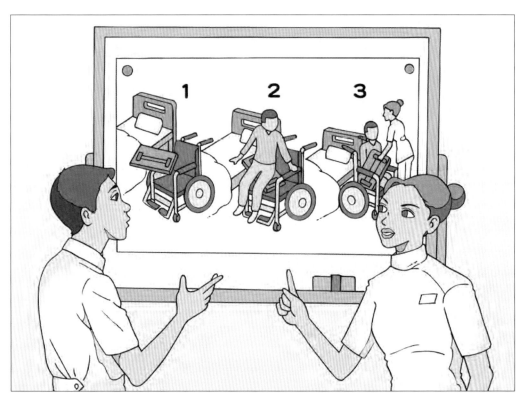

図13b．個々の患者の適切な取り扱い方法に関する情報を関係者全員で共有します。

チェックポイント14

車いすなどの必要な移送機器と訓練を受けたスタッフを確保し、移送のためのスペースと経路が安全で障害物のないことを確認します。

なぜ

患者の安全な移送には、対象とする人数に対応して適切な機器と十分な数のスタッフが必要です。適切な設備を備えている場合にのみ、危険な移送の行われ方を回避することができます。

移送業務を行う労働者は、移送機器と関連機器の使用に関して十分な訓練を受ける必要があります。移送について実際に行う訓練が不可欠です。

安全な移送を行うためには、移送区域を適切に整備し、移送手順のすべての側面を理解している経験豊富な労働者がいる必要があります。

リスク / 症状

・転倒と重傷
・筋骨格系障害
・腰痛
・過度の身体的負担
・移送される人の不快感

どのように

1．人の安全な移送を確実に行うために、移送設備およびスライドボードやシーツなどの関連設備を備える必要性を検討します。追加の設備が必要な場合は、不足分を補充する計画を立てます。

2．いつでも容易にアクセスできる場所に移送機器を収納しておきます。

3．安全な移送のために環境を整えます。移送作業を行うための十分なスペースがあることを確認します。床がぬれていたり滑りやすくなったりしていないか、明らかな障害物がないか、また電球やコードなどが垂れ下がっていないかについて確認します。移送中の人に用いられている副木、装具、ギプス、装置などを、移送中に適切に取り扱いできるかを確かめておきます。

4．移送を行う前に、移送される人の体調を確認する必要があります。必要に応じて移送方法または経路を変更します。

5．安全で適切な移送方法について、人の移送を行うすべての医療労働者を訓練します。この訓練には、実際の状況での練習が含まれている必要があります。実際に行う移送技術をさらに改善するさいに、担当労働者の意見を考慮に入れます。

6．移送される人たちが移送についてよく準備できていて理解していることを確かめて、支援と協力を求めます。

追加のヒント

−　指定された移送経路を安全に保つために、その経路を常に確実に通れるようにしておく必要があることを示す適切な標識を備えます。

−　移送作業を行う医療労働者は、移送作業中に動きを妨げない衣服を着用します。

−　繁忙期には、適切な人数のスタッフを確保するために、可能な場合は移送を行うスケジュールを変更します。

−　移送される人が不随意な動きないし予期しない動きをする場合、または非協力的である場合、移送に適切な方法を選択し、また突然の動きに対応する準備ができている他の医療労働者の援助を受けられるようにします。

記憶ポイント

移送経路に障害物がなく過度の段差がないことを確認します。常に安全な移送を行えるように、訓練を受けたスタッフと必要な移送機器を確保しておきます。

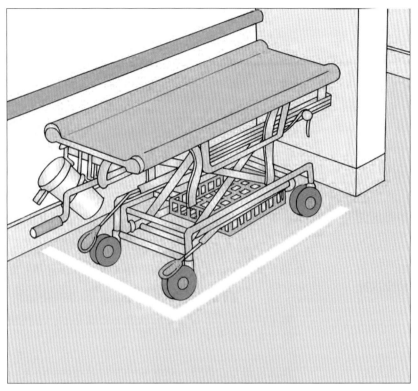

図14a. 容易にアクセスできる場所に移送機器を保管します。

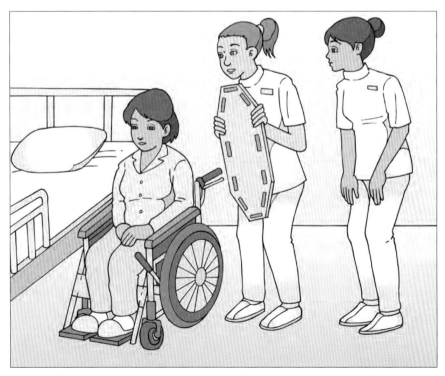

図14b. 移送を行う各段階に十分なスタッフがいること、各患者に適切な手順が適用
されていることを確認します。

チェックポイント15

人の移送用に、安全で使いやすく、安心できる移送機器を使用します。

なぜ

患者移送機器を使用する目的は、安全で効率的に移送するためだけでなく、移送される人たちの自主性を促進することです。

適切な移送機器の使用は、担当労働者が機器の選択と保守に直接関与することにより確保されます。

移送業務を行う労働者は、機器の知識を更新し、正しい手順と注意事項を理解するために、定期的な訓練を受けなければなりません。

リスク / 症状

・重大ば負傷または事故
・誤操作
・対処できない緊急事態
・作業中の過度の負担

どのように

1. 医療労働者は、移送機器の操作方法をよく理解し、移送用の設備が適切かどうか判断できる必要があります。担当労働者は、移送される人の状態を評価し、それに応じて機器を選択する必要があり、それによって移送手順を実行するさいにその人に何が必要かを説明します。

2. 経営陣は、医療労働者の移送スキルと知識を向上させるための研修会を開催する必要があります。

3. 行おうとする移送目的用に設計された移送機器のみを使用します。

4. 移送機器が正常に機能することを確認するために、定期的な保守点検が必要です。定期的な保守の担当者を任命し、行われた活動を記録することが重要です。

5. 移送機器の耐用年数を認識して記録し、推奨時期に更新します。

追加のヒント

－ すべての新たに移送を担当する労働者には、移送機器の操作と保守についいての講習に参加する機会を提供する必要があります。

－ 担当労働者が機器の欠陥に気付いた場合は、直ちに欠陥を報告し、その機器の使用を中止します。

－ スライディングシートには2つの側面があり、片側だけが滑りやすい側面であることに注意します。労働者に負担をかけずにスライドできるように、シートが適切に使用されていることを確認します。

－ さまざまな機器の長所と短所を分析し、人を扱う機器を購入する上で必要な計画について経営陣と話し合います。

－ 職場内の条件と対象者の状態とに関して、専門職の助言を求めます。

－ 移送に適した機能、状況に応じた対応、コスト、保守と修理のコスト、およびその機器が本当に必要かどうかを考慮に入れます。

記憶ポイント

移送機器の適切な選択と正しい使用は、移送される人たちの安全性と快適性にとってとても重要です。担当労働者の包括的なトレーニングが欠かせません。

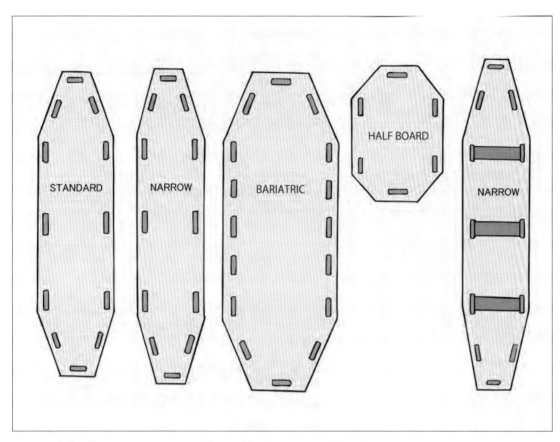

図15a. 移送に使用する器具にはさまざまな種類があります。職場で使用されている器具について、どれも使用方法を知っており、ホイストバッテリーの充電方法などその機能的側面について熟知していることが重要です。

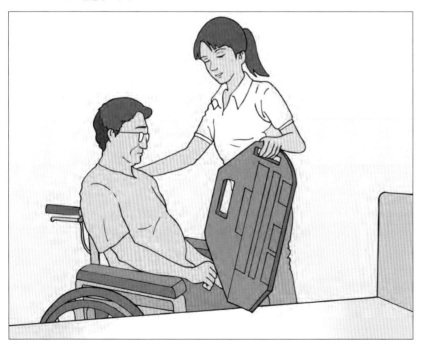

図15b. それぞれの人の状態と機能的能力に合った器具を選択して使用します。

チェックポイント16

人を持ち上げる必要があるときは、安全で安心できる挙上装置を使用します。

なぜ

対象者をベッドから車椅子やストレッチャーまでの移動について支援する場合、負担の大きい作業を行う必要性を軽減するため、挙上装置の使用を検討します。対象者を手作業で持ち上げると、担当労働者に過度の負担がかかることがよくあります。

時間が経つにつれて、これらの過剰な緊張は累積的な筋骨格系障害をもたらす可能性があります。適切な持ち上げ手順を採用する必要があります。

挙上装置の選択と適切な使用は、移動する人々の安全性と快適性にとって重要です。

リスク / 症状

・重大な負傷または事故
・筋骨格系障害
・制御されない緊急事態
・作業中の過度の緊張

どのように

1．移送される人の状態を考慮して、適切な挙上機器を選択します。

2．挙上機器の重量制限を、持ち上げる人の重量と比較して確認します。

3．対象者の状態を考慮し、その人の安全と快適さを保つために、挙上機器に適した吊り具を選択します。

4．担当労働者と移送される人の動きを最小限に抑えるため、移送機器に対するベッドの位置を考慮します。

5．患者が持ち上げられている間、担当労働者は近くに立って、その人が不安を感じないように支援を行い、不安感がないようにすべきです。

追加のヒント

－　移送されて持ち上げられる人を取り扱うための適切な手順について、担当労働者を訓練します。

－　人を持ち上げることが困難であるか、難易度が高い場合、適切なチームワークが重要です。

－　ホイストの緊急停止ボタンに注意します。ホイストの通常の操作中はボタンに触れないようにします。ただし、緊急時にはいつでもボタンを押す準備ができているようにします。

－　バッテリー駆動の電動ホイストには、コンセントなしで使用できる利点があります。バッテリーが定期的に充電されていることを確認します。

－　落ちた布やヘアピンなど、突発的に車輪を妨げる可能性のある小さな妨害物が床にないことを確認します。

－　定期的な保守がスケジュール通りに行われて完了しているか確認するための点検システムを樹立します。

記憶ポイント

移送される人の状態に適した挙上装置を選択して使用します。挙上手順と整ったチームワークについて挙上を行う労働者をトレーニングすることが、安全な挙上操作に欠かせません。

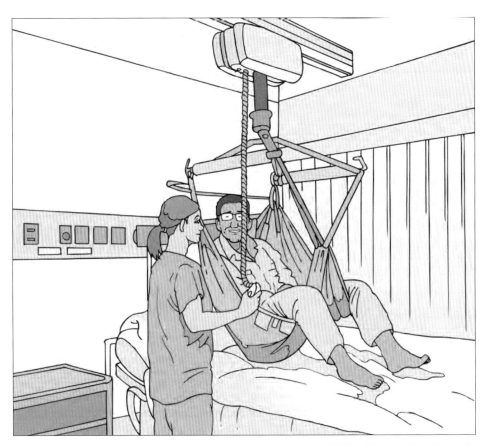

図16a. 対象者が安心感をもち、何が行われていくかについて説明を受けられるようにするために、移送が行われる間は移送する対象者の視野内にいることを確認します。

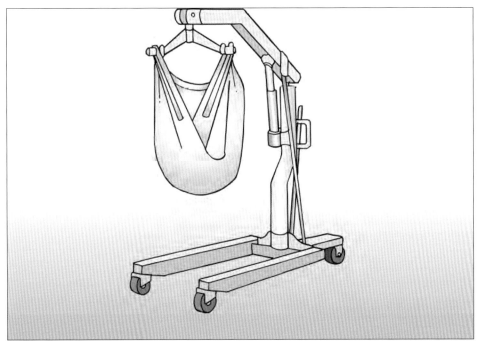

図16b. 対象者と移送目的にとって適切な機器が選択されていることを確認します。

チェックポイント17

　人の移送では、移送される人に手順を説明し、移送を行いながら各動作を明確な声で言い、その人の協力を得ます。

なぜ

　移送される人の協力を得るために、移送を行っている担当労働者が何を行っていくかを説明することが重要です。

　このためには、担当労働者が移送技術についての適切な知識と、対象者の精神的、身体的状態に関する最新情報を知っていることが重要です。

　移送に使用される機器は、適切な介護支援専門職の助言を得て、移送される人の現在の機能の維持と、その人の段階的な身体的リハビリテーション段階とに配慮して選ぶ必要があります。移送機器を最大限に活用するために、担当労働者は移送される人の協力が必要であることを説明する必要があります。

　移送機器は、移送される人の世話に要する負担、その家族介護者と担当者に課される負担を軽減します。

リスク / 症状

・転倒
・筋負担
・腰痛
・対象者の負傷

どのように

1．移送前に、移送される人の精神的および身体的状態の現在の状態を確認します。この知識は、移送の目的に適した方法と機器を選択するためにぜひ必要です。

2．移送を行う前に、移送を行う方法について対象者から同意を得て、どの機器を使用するかについて承認を得るようにします。

3．その人が同意して協力できる場合は、転送する前に対象者に何を要求するか、例えば体を曲げ、立ち、膝を伸ばす方法などを説明します。移送が行われている間、各段階ごとに再度説明する必要があります。

4．対象者の密接な協力が必要とするさまざまな段階があります。最初に上半身を起こし、下半身をベッドの側面に回します。その人が自由に立つことができるか、または位置を変えるのに援助を必要とするかどうかについても、同じように密接な協力が必要です。

追加のヒント

－　担当労働者は、移送手順中に対象者が機能できる度合いについてメモに記録しておく必要があります。

－　対象者が必要とする支援は、精神的または身体的条件により変化する場合があります。したがって、移送を試みる前にそれらの条件を評価しておく必要があります。

－　対象者に起こる変化や、他のチームメンバーと共有するその他の情報も、記録しておく必要があります。

－　安全性を確保するために、移送が行われている間、対象者のすぐ近くに立ち、話しかける必要があります。移送中にその人の顔と肌の色を観察します。

記憶ポイント

　移送の対象者を移送するとき、その人が説明を明確に理解している必要があります。移送時に、移送される人とのよい協力関係を確立しておく必要があります。

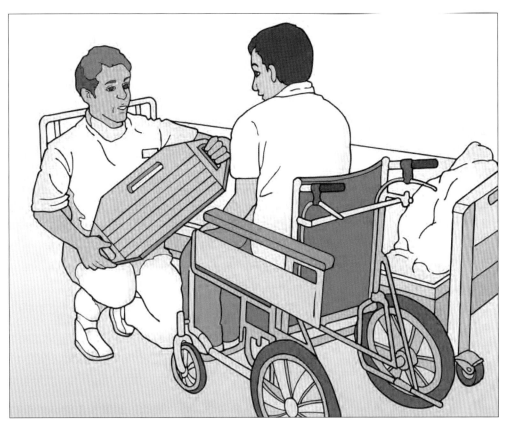

図17a．対象者に移送中に協力して体を動かす必要性を説明しておきます。

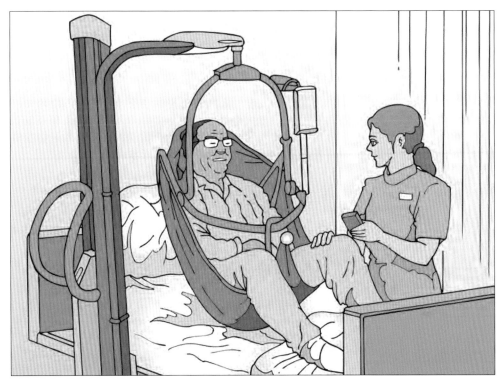

図17b．移送中は対象者の近くに立って、友好的に話します。

チェックポイント18

車両を人の移送に使用する場合は、その車両と運転者が安全で安心できる方法で移送を行えることを確認します。

なぜ

車椅子での対象者の移送に当たって、担当労働者は、異なるタイプの車両を使用する必要がある場合があります。対象者の安全と快適さに特別な注意を払う必要があります。

運転者は、車椅子での人の移送について訓練を受け、資格を取得する必要があります。対象者の移送手順の全体と移送ルートが移送される人にとって安全で快適であることが重要です。

法令による要件を満たす適切な車両を使用することが重要です。

担当労働者だけに車両を使用する場合にも、輸送の安全を優先するようにします。

リスク / 症状

・車両事故
・筋骨格系障害
・転倒と重傷
・制御されていない緊急事態

どのように

1．対象者の移送に車両を使用する場合に必要な安全対策について話し合います。車両の使用に関する適切な手順について同意を得ます。

2．目的地までの最も安全な経路を通るよう計画します。

3．使用する車両について、対象者を配置して固定するための十分なスペースが確保され、整頓されていることを確認します。

4．挙上装置が車両に取り付けられている場合、その装置を安全に使用し、筋骨格系障害を防ぐために、最大限の注意が必要です。

5．運転者の資格が、対象者の移送に関する法令上の要件を満たしていることを確認します。運転者は、その対象者のために運転することが職場または移送を行う組織によって承認され、適切な保険の適用を受けている必要があります。

6．使用するすべての車両は、定期的な安全点検、保険、登録などの旅客輸送車両の法定要件を満たし、指定された保守点検を受けていなければなりません。

7．車両の車椅子リフトは、メーカーが推奨する頻度で、適切な資格を持つ技術者が保守を行っている必要があります。保守スケジュールは、車両の点検記録簿に記録しておく必要があります。

追加のヒント

－　輸送中に対象者が病気になった場合の対処手順について話し合います。

－　自動車事故や交通渋滞などの事態における緊急対策計画を確立します。

－　リフトが利用できない場合、傾斜板を用いて車椅子のアクセスを支援します。車両には、アクセスを容易にするために両側に広い出入口が必要です。また労働者が開いた状態を支えることなく開いたままにできる、スライディングドアが必要です。

記憶ポイント

輸送の安全性と実行しやすさを向上させるために、使用する車両が目的に適していること、および運転者が健康に問題のある対象者を輸送するための適切な資格を持っていることを確認します。

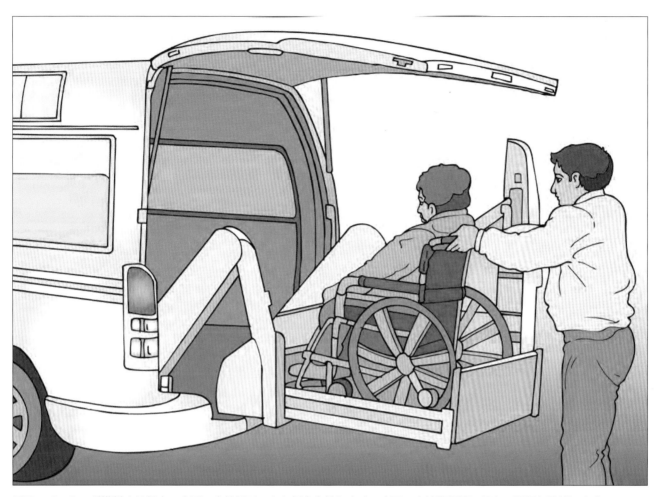

図18．メーカーが推奨する頻度で車両の車椅子リフトを保守点検します。車両の点検記録簿に保守の記録を記載します。

ワークステーション
チェックポイント19-24

チェックポイント19

頻繁に使用する資材、器具、操作具を容易に手のとどく場所に配置します。

なぜ

医療労働者には通常、毎日の作業中に頻繁に扱う資材、器具、スイッチ類があります。これらの対象物が労働者の手が容易に届く範囲に配置されていれば、不必要な筋肉の動きをなくし、作業中のストレスや疲労のリスクを軽減できます。

手がとどきやすい資材、器具、スイッチ類により、作業が容易になり、効率と生産性が向上します。

器具、スイッチ類、材料が別々の離れた場所にあるような整ってない作業場所では、労働者にとって作業によるストレスが大きくなります。労働者は、より多くの時間を使って器具を探し出したり、対象物を頻繁に運んだりすることになります。

リスク / 症状

・筋負担
・上肢障害
・ストレス関連障害
・作業中の負傷
・事故

どのように

1．頻繁に使用するすべての資材、器具、スイッチ類を労働者の手の届く範囲（通常は前腕のとどく範囲内で、作業面の前面から20〜40 cm）に配置します。労働者が腕や体を曲げたり、前かがみにしたり、伸ばしたりすることなく、必要なすべての対象物に容易にアクセスできるようにする必要があります。

2．小さな資材と物品は、容器またはパレットにより整理する必要があります。この方法は、労働者にとってより好都合です。

3．使用頻度の低い資材、器具とスイッチ類は、労働者から少し離れた場所に配置できます。ワークステーション外の場所であることもありえます。ただし、ワークステーション近くの便利に設計されたラックまたは棚に配置すべきです。

追加のヒント

－ 各ワークステーションを注意深く観察します。各労働者を数分以上見て、業務サイクルを理解する必要がある場合もあります。一部の労働者が頻繁に体を曲げたり、前かがみになったり、体幹を伸ばしたりして材料や道具をつかまなければならないようなことがあるかどうかを調べます。

－ 職場には良い事例がいくつも見つかります。例えば、労働者が必要な材料を容易に、または便利に把握できるワークステーションでは、混乱やミスを避けるために小さな材料容器が配置されています。これらのいくつもの良い例を確認し、それらを実施した職場の人たちから学びます。

－ 資材、器具、スイッチ類が便利な場所に配備されていることにより、働く人たちのストレスや苦痛を軽減できる、より効率的な仕事の流れについて、職場の仲間と話し合います。頻繁に使用する物品の場所を単に変更したり、物品の種類別容器を導入したりすることにより、労働者のストレスを大幅に軽減できます。

記憶ポイント

労働者の手の届く範囲に置かれた資材、器具、スイッチ類は、労働者の筋負担とストレスを緩和し、作業の質を改善するのに効果的です。

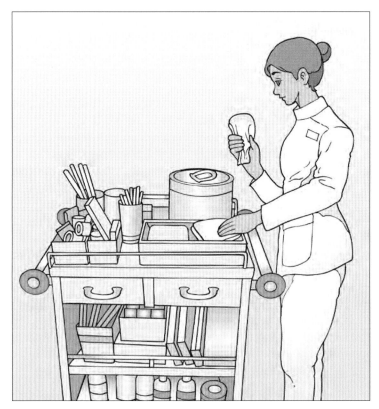

図19a. 使用頻度に応じて材料と器具類を配置します。

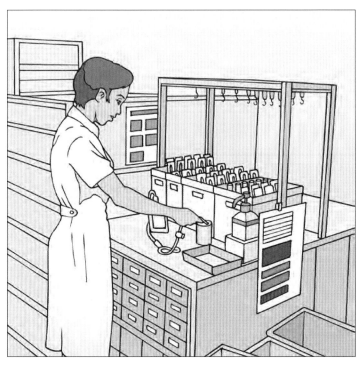

図19b. 頻繁に使用する材料、器具類を容易に手のとどく範囲内に配
　　　置します。

チェックポイント20

各労働者の作業面の高さを肘の高さ、またはその少し下に調整します。

なぜ

肘の高さまたは肘よりわずかに低い高さで作業することは、通常、労働者が器材などを扱うのがより容易になり、より効果的です。肘の高さで作業することにより、労働者の肩と腰の筋負担が軽減されます。そのことが、作業をより効率的に行い、より良い職務スキルを開発するのに役立ちます。さらに、適切な作業面の高さは、作業中の安全性を向上するのに役立ちます。

多くの労働者には、負担の大きい作業姿勢のために腰痛と肩の痛みが生じます。これらの筋痛は、労働者の日常生活だけでなく、労働生活の妨げになります。重度の筋痛は、労働者の職場からの疾病休業を増やし、この状況は労働者の収入や雇用確保に影響を及ぼすこともあります。

リスク / 症状

・筋負担
・上肢障害
・肩の痛み
・背中の痛み
・作業中の負傷
・事故

どのように

1. どの労働者の身体サイズも異なるため、すべてのワークステーションを個人ごとの身体サイズに調整する必要があります。新しいワークステーションを購入して導入するときは、作業面の高さを各労働者の肘の高さに合わせて調整する必要があります。

2. ワークステーションまたは作業台を多くの労働者が使用する場合は、作業面の高さを肘の高さに調整するため、小さな労働者には足台を提供し、背の高い労働者には物品、器材を載せる置き台を備えます。

3. より多くの筋力が必要な場合は、肘より少し低い高さで作業する必要があります。

4. 労働者が精密な仕事に従事している場合は、作業面は肘の高さより少し高くなることもあります。

追加のヒント

− ワークステーションを点検して、作業面の高さ調整の必要性があるかについて検討します。

− 労働者の日常業務で生ずる肩と背中の痛みに関する情報を職場で入手します。痛みの原因について同僚と話し合います。

− ワークステーションを肘の高さに調整する方法について計画します。現場で行われるミーティングや安全衛生委員会を利用して、実際的な討議を行うべきです。

− ワークステーションの調整に必要な資材を収集します。木材、スチール、合成樹脂材料などを用いることによって、作業の高さの改善に役立つ場合があります。

記憶ポイント

肘の高さで作業することで、労働者の筋の不快感が軽減され、首、肩、腰の痛みが軽減されます。また、肘の高さまたはその少し下方で作業することによって、作業の効率と質を向上させることができます。

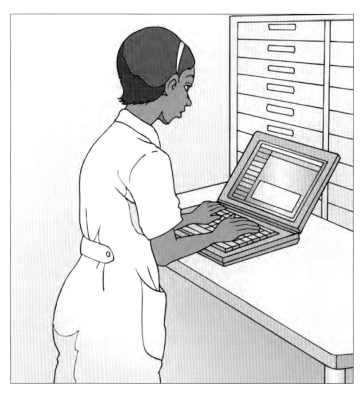

図20a. 立位の労働者に適した高さの作業テーブルを使用して、肘の
高さ付近での適切な作業面の高さを確保します。

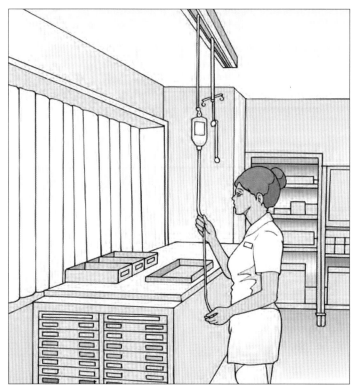

図20b. 自然な立位を保ちながら行える、静脈内点滴の準備作業。

チェックポイント21

労働者ができるだけ立ったり座ったり交互に行えるようにし、背もたれ付きの調整可能な椅子を備えます。

なぜ

作業中に立位と座位を交互にとる方が、同じ姿勢を長期間維持するよりもはるかに優れています。ストレスが少なく、疲労が軽減され、士気が向上します。そして、作業の質が向上します。

作業姿勢を変えることは、さまざまな業務を組み合わせることに当たります。このことにより、コミュニケーションと複数のスキルの獲得が促進され、チームワークが向上します。

同じ作業姿勢を維持するのは疲労をもたらし、ミスを増やす傾向があります。時折り座ったり立ったりする機会をもつことにより、作業をより良く組織することができます。

リスク / 症状

・反復作業の負担
・単調
・過度の疲労
・腰痛
・上肢障害
・誤操作

どのように

1. 労働者が立位と座位を交互に切り替えながら異なった業務を行えるように、複合した業務を割り当てます。例えば、立ったり座ったりしながら準備したり対象者に接したり、あるいは、立位で器具を使用し座位で記録したりする、などです。

2. 個々の労働者が時々立ったり座ったりすることができるように、労働者間で業務をローテーションするようにします。

3. 主な業務が立位で行われる場合、ときどき座って作業するよう配慮します（例：観察、記録、または一連の業務遂行の後）。多くの業務が座位姿勢で行われる場合は、時々立って作業する機会を挿入します。例えば、点検または資料や情報の収集のために立位をとるなどです。

4. 作業中の屈曲姿勢を最小限に抑えます。さまざまな器具または調整可能な機器を使用することにより、不自然な姿勢を回避できることがあります。

追加のヒント

－ 同じ作業台を立位と座位の両方の作業に使用する場合、立位作業用に高い作業面を備えておき、座位作業では高すぎる作業面を避けるようにします。

－ 立位と座位を交互に切り替えることができる新しい作業の進め方を導入することが困難な場合は、立位労働者用に時々座るための椅子または高い腰掛けを備えることにより、また座位労働者にはときどき立位をとっていくつかの二次的な業務を実行できる追加の作業場所を提供することにより、立位と座位の転換を試みます。こうした試みにより、新しい日常業務のすすめ方を促進できることもあります。

－ 医療労働には複数のスキルがますます必要になります。医療労働者のグループがマルチスキルの作業を行うようにする場合、個々の労働者ごとに立位で行う業務と座って行う業務とを組み合わせることが可能になります。

記憶ポイント

さまざまな業務を割り当てて、立位と座位を交互に切り替える機会を作り出すことにより、効率と快適性を向上させます。

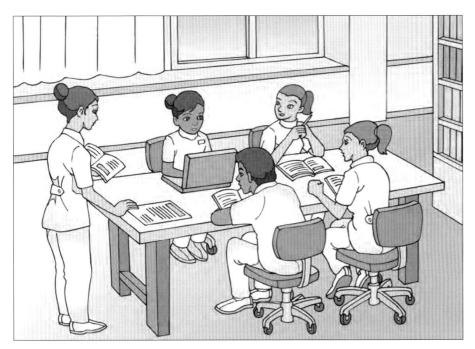

図21a. 座位の労働者に背もたれ付きの良い調節可能な椅子を備え、座位だけでなく立位
で行う業務の機会を提供します。

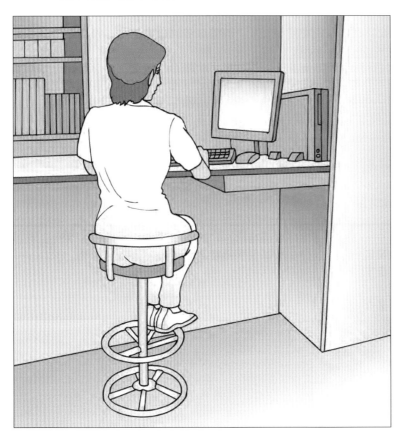

図21b. 立位で作業する医療労働者にときどき座るための椅子またはスツー
ルを提供します。

チェックポイント22

異なる機器、異なるスイッチ類を容易に識別できるようにします。

なぜ

医療労働者は、患者の生活に関連するさまざまな機器や設備を取り扱います。医療事故を防止するためには、さまざまな機器とスイッチ類を容易に確認でき、それらを互いに識別できることが重要です。スイッチ類が似ている場合、医療労働者が間違いを起こす原因になりえます。

ヒューマンエラーは、医療のあらゆる過程で発生する可能性があります。労働者が誤った措置を実行してしまうのを防ぐために、人間工学を適用した低コスト技術を活用することが勧められます。エラーが起きにくいよう、目的の異なる機器にラベルを付けたり、離して設置したり、特定しやすく配置したりする必要があります。

リスク / 症状

・間違ったスイッチの作動
・誤操作の実行
・間違った機器の接続
・医療事故の発生

どのように

1．異なった機器とスイッチ類は、配置場所、ラベルと色分けの利用により相互に識別しやすいようにします。

2．患者が自宅で用いる医療機器の操作スイッチ類には、分かりやすい使い方の説明と解説書を附します。

3．患者に投与してはならない薬品、例えば消毒薬などには、色付きの容器を用います。

4．ラベルや表示類は、人びとがよく見る場所に掲示しておきます。例えば、関連する行為を行う場所の近くや、担当者のすぐ前などです。

5．警告表示の有効性は、シンボルの利用によって高めることができます。適切な警告表示の例：

> 危険！
> 高電圧注意
> 感電死の危険！
> 医師のみ使用

追加のヒント

－ 点滴ラインが複数ある場合、点滴ラインと点滴ボトルの各セットが分かりやすく接続できるように、ライン別のラベルまたはタグを付けます。

－ 点滴ポンプ機器のスイッチを切ると警報システムがシャットダウンすることがあり得るため、予期しない動作を防ぐために、点滴ポンプシステム機器に防護装置または異なる色のラベルを取り付けます。

－ 消化管、胃瘻、血管などへの注射器や各種チューブのそれぞれの接合部には、異なったサイズのものを用います。経管栄養には専用の接合部を用います。

－ 必要な操作を示す場合、アクション動詞を用いてすぐわかるようにメッセージを構成し、人びとが何をすべきかを正確に知るようにします（例：「不要な場合は照明をオフにする」、「危険－クレーンに注意」でなく、「照明をオフにする」、「スリングをかける」など具体的に）。

記憶ポイント

スイッチ類のコーディング（色、サイズ、形状、ラベル、設置場所）により、操作する人のエラーを防ぎ、操作手順に要する時間を短縮できます。

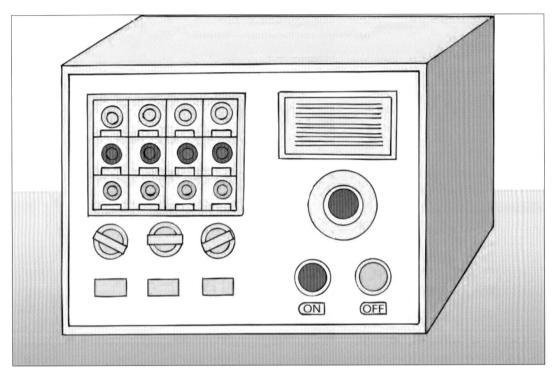

図22a. ラベルと標識は見やすく、読みやすいものでなければなりません。

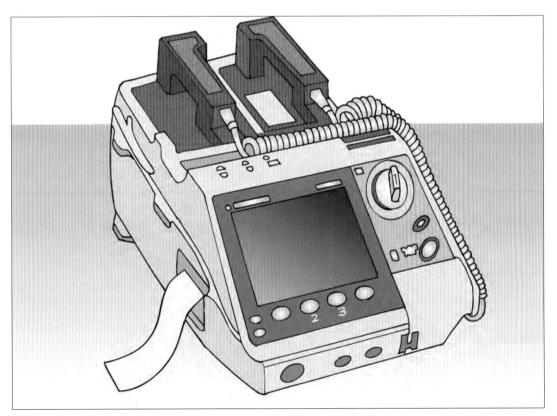

図22b. 利用者がその順序でスイッチを押していけばよいことが分かるよう、番号を付しておきます。

チェックポイント23

労働者が何をすべきかを理解できるように、物品や機器ごとに目立つ標識や色を付けます。

なぜ

医療労働者は、自分の安全と効率だけでなく、患者の安全にも責任を負います。作業中の間違いは、労働者と患者の双方に不利益をもたらすこともあります。このような間違いを避けるために、すべての物品と機器は、目立つ標識と色を付けることによって互いに明確に区別できるようにしておく必要があります。

こうした標識類は、労働者がミスを回避し、作業の安全性と効率性を高めるだけでなく、患者の安全性を高めるのに役立ちます。

不適切な標識や色は、労働者と患者の双方に危険な状況を引き起こす可能性があります。適切な分かりやすい標識や色付き表示がないと、労働者が機器を操作するのは危険になります。物品と機器に添付された既存の標識類または色を慎重に調べ、物品または処方箋などの取り扱い上のミスを避けるのに標識または色が役立っていることを確かめることが重要です。

リスク / 症状

・労働者と患者双方の事故
・作業中の負傷
・ストレス関連障害
・作業の質の低下

どのように

1．物品と機器に付けられた標識および色は、互いに明確に区別できることが必要です。

2．すべての物品または機器に標識と色を添付し、大きな文字または目立つ色を使用してはっきりと見えるようにします。

3．すべての標識や表示類は労働者が理解できる言語で書かれている必要があります。輸入された物品または機器に付けた標識や表示は、現場の労働者が読むことができない英語またはメーカー国の言語で書かれていることがよくあります。その場合、労働者の理解できる言語での標識または表示を添付する必要があります。

追加のヒント

− 職場内の機器に標識類と色がどのように付されているかを確認します。機器のスイッチとボタンには、明確に理解できる指示とともに適切な標識類と色を付しておく必要があります。

− さまざまな物品または物品グループに適切なサイズのラベルを添付して、容易に識別できるようにします。

記憶ポイント

機器または物品に付けられた標識類と色は、労働者がどういう機器または物品であり、どのように扱うかを知るのに役立ちます。こうした標識類と色は、労働者が明確に区別できるものでなければなりません。こうした標識類は、すべての労働者が理解できる言語で書かれている必要があります。これにより、労働者と患者双方の事故が潜在的に防止できるようになり、作業の効率と質が向上します。

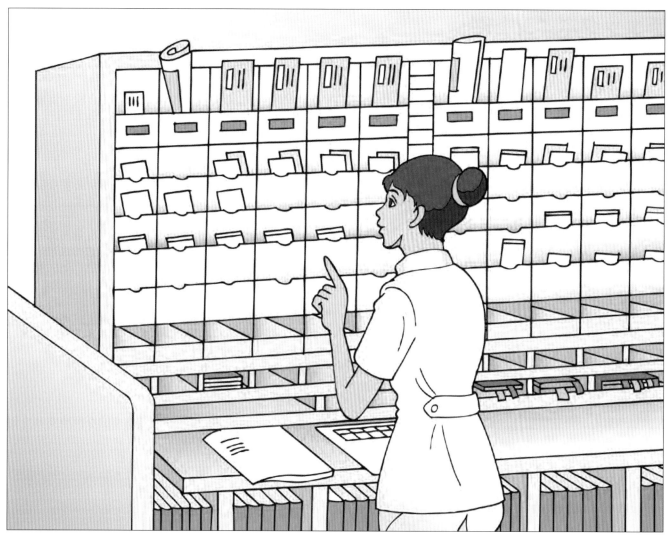

図23. 書かれた医療上の指示または処方に見合って異なる色、サイズ、形状を用います。

チェックポイント24

安全で効率的な医療労働と安全な投薬に必要な明確な指示と情報を提供します。

なぜ

医療を含む対人ケア労働を安全に行うためには、明確な指示が不可欠です。これらのさまざまな業務は、診断プロセス、患者の面接、医療プランの作成、治療または関連作業手順の準備、インフォームドコンセント手順、および治療の評価方式に従って、連続して行われます。多くの場合、これらの一連の業務は、複数の患者に措置するために互いに組み合わされて行われます。行う業務を事前に整理し、さまざまな段階でグループ作業を調整しておくことが重要です。医療の質を確保し、医療ミスを防ぐためには、適切で明確な指示が重要です。

リスク / 症状

・重大な負傷または事故
・誤操作
・制御されない緊急事態
・医療ミス

どのように

1. 文書化された標準的な医療手順を定めます。例えば、医師による処方についての指示、カテーテルの挿入、おむつ交換など。これらの手順は、医療施設における感染制御のための標準予防措置など、医療に関する科学的ガイドラインおよび規定に基づいています。

2. 標識類を追加して、特定の措置が常に必要とされるポイントまたは範囲を示します。

3. 色分けする表示を利用します。例えば、緑色の領域または数字は許容範囲を意味し、赤は許容できない事項を意味します。

4. 投薬、医療手順と患者の安全確保における誤りを避けるために、特別な配慮が必要です。投薬と医療業務にける誤りの回避について医療労働者の意見を反映させます。

5. 定期点検、清掃、予防保守のスケジュールを作成します。

6. 医療機器と医療記録の点検を担当する主要責任者を指定します。

7. 医療労働者が各自の作業区域内で点検を実施し、欠陥を報告するよう訓練します。

追加のヒント

- 各セクションごとに、明確な指示が必要な場合のリストを作成し、担当者と話し合います。

- 新しい機器や設備が、しばしば医療業務に導入されます。そうした機器や設備についての指示内容が担当者による安全で効率的な業務に関して明確であり、適切であることを確認します。

- 各医療業務に必要な指示と情報が最新のものであり、理解し易くなっているようにするには、すべての労働者の協力が必要です。

記憶ポイント

適切な指示と情報は、安全で効率的な医療業務を促進するのに役立ちます。

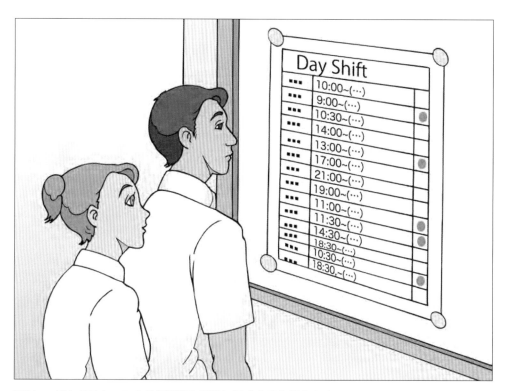

図24a. 個々のスタッフの分担業務を明確に示す文書を備えます。

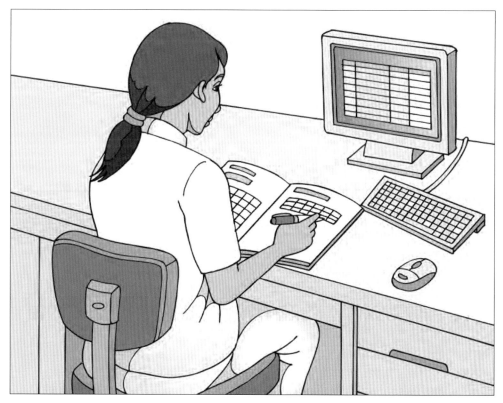

図24b. 各患者に割り当てられているその日ごとの業務を共同して分担する看護師は、電子カル
テ内の分担表に明示しておきます。

作業場環境
チェックポイント25-30

チェックポイント25

常に効率的で快適に医療労働者が作業できるように、十分な照明を設置します。

なぜ

十分な照明は労働者の快適さと医療実績を改善し、職場を快適に働ける職場にします。適切で高品質の照明は、労働者が業務に応じて作業対象をすばやく、明確に、十分詳細に見るのに役立ちます。

十分な照明により、作業ミスが減少します。また、事故のリスクを減らすのに役立ちます。中高年齢の労働者と患者に十分な照明を提供する必要があります。

リスク / 症状

・眼精疲労
・スリップ、つまずき、よろめき
・誤操作
・過度の疲労
・重大な負傷または事故

どのように

1．自然光（窓や天窓を通して）と人工照明の利用を組み合わせます。こうした組み合わせは、通常最も快適で費用対効果が大きいためです。

2．さまざまな作業状況で実行される業務の性質を考慮して、十分な照明を必要とする医療業務の状況を調べます。例えば、小さい対象物を注視したり、指示を読んだり、暗色の背景で作業したりする場合には、より多くの光が必要です。

3．必要に応じて、照明器具の位置と対象物に当たる光の方向を変更します。また、窓や既存の照明器具からより良い照明を得るために、ワークステーションの位置や医療作業を行う場所を変更したりすることも有用です。

4．医療労働者と扱う患者双方の年齢を考慮します。高年齢者はより多くの光を必要とします。医療労働者と患者に十分な照明を必要とする作業の種類を考慮に入れます。

5．照明のレベルは、対象物を見るのに利用できる時間にも依存します。業務（ラベルや医薬品の識別、一連の医療業務の実施など）を迅速に行う必要があるほど、照明についてより明るく、より適切に配置することが必要になります。

6．日光による熱や紫外線を考慮に入れて、窓を清掃し、日光の入射を妨げる障害物を取り除きます。

追加のヒント

－　現在用いている照明器具を定期的に保守します。窓、天井、壁、その他の室内の表面だけでなく、照明具、器具、反射物体もきれいにします。消耗した電球などを交換します。可能であれば、環境に優しいLED（発光ダイオード）照明に交換します。

－　明るい色の壁は、より多くの光を反射し、より良い照明条件と良好な職場の雰囲気をもたらします。

－　40〜50歳以上の大部分の人は眼鏡が必要です。労働者の保健プログラムの一環として、定期的な視力検査が推奨されています。

－　可能であれば、日光の利用を増やし、外の景色を見ることができるようにします。

記憶ポイント

照明を改善するさまざまな方法があります。日光を利用すると、電気料金減らすことができ、環境に優しいです。最小限のコストで十分かつ高品質の照明を提供するようにします。

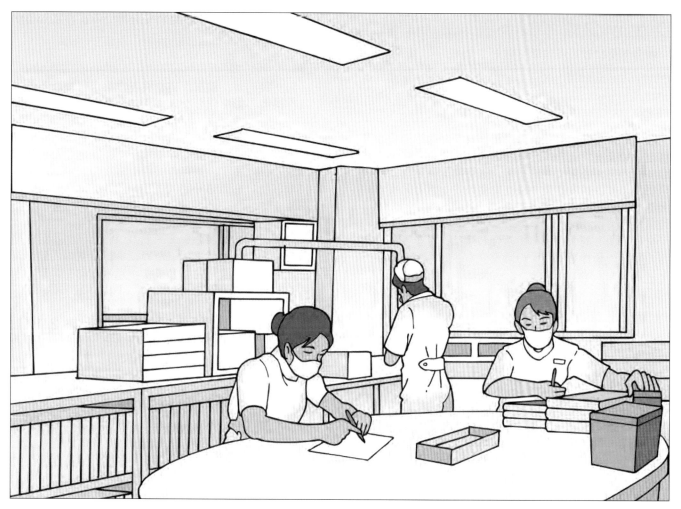

図25. 自然光と人工照明を組み合わせて利用します。

チェックポイント26

精密作業には局所照明を備えます。

なぜ

医療労働者は、しばしば精密作業または目視検査業務を行います。このような作業には、通常の作業よりも多くの光が必要です。通常、適切に配置された局所照明により、精度作業や検査業務の安全性と効率を向上させることができます。

全般照明と局所照明の組み合わせは、さまざまな業務の特定の要件を満たすのに役立ち、妨げとなる陰影を防ぎます。

リスク / 症状

・眼精疲労
・誤操作
・まぶしさまたは妨げになる影
・重大な負傷または事故

どのように

1．安全で良質の作業を確保するために、どの場合に局所照明が必要となるかについて、医療労働者の間で話し合います。局所照明を用いる代わりに、全般照明の改善または作業位置の変更を検討できるかどうかを話し合います。

2．局所照明器具を精密作業および検査作業の近くまたは上に配置します。適切な覆いを備えた局所照明器具を、グレアも妨害する影も作りださない位置に設置する必要があります。裸電球を局所照明に用いないようにします。

3．必要に応じて、移動しやすく、望ましい位置に設置できる局所照明を使用します。光の方向をたやすく変更できる局所照明が多くの場合に役立ちます。

4．特に色に依存する作業には昼光タイプ光源（例えば、白色蛍光灯または電球）を使用し、またLED照明を使用して、紫外線および赤外線の少ない省エネルギーを実現します。

5．各ワークステーションが作業箇所と背景の間で適切なコントラストを保てるように、常に全般照明と局所照明の適切な組み合わせを用いるようにします。

追加のヒント

－　局所照明が、精密作業や検査作業が行われる位置に作業者の影を作らないようにします。

－　局所照明を使用する場合は、振動する場所や簡単に動かせる場所に置くのではなく、安定した構造物に取り付けます。既存の機器や施設の安定した位置に取り付けられる小さなLED照明が役立つ場合があります。

－　局所照明には深いシェードのついた照明器具を使用し、明るい反射を防ぐためにシェードの内側の端を光沢のない濃い色にします。光の方向を調整できるLED照明が役立ちます。

－　フィラメント電球を備えた局所照明は熱を発生し、多くの場合、医療労働者に不快感を与えます。代わりに蛍光灯またはLED照明を使用します。

記憶ポイント

適切に配置された局所照明は、質の高い作業を保証し、電気エネルギーコストを削減できます。

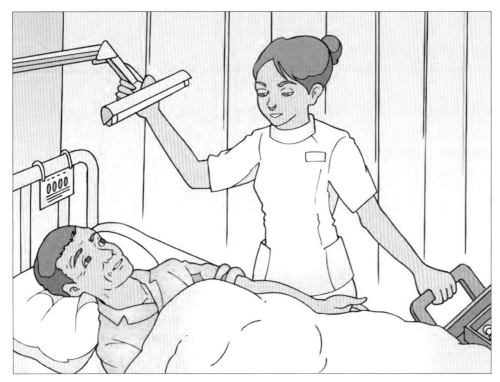

図26a．精密作業の近くで上方に局所照明を配置します。

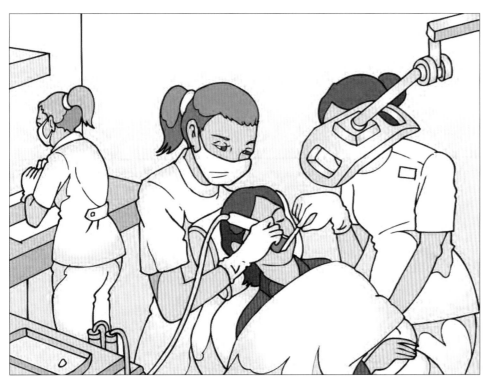

図26b．移動しやすく、希望する位置に配置できる局所照明を使用します。

チェックポイント27

医療労働者を過度の暑さや寒さから保護します。

なぜ

過度の暑さのもとでの作業は、生産性と医療業務の質に影響を与え、エラーや事故を増やす可能性があります。熱ストレスは疲労を増加させ、高温による障害をもたらすことがあります。暑い季節に、あるいは熱を発生する機器や工程が存在する場所で、作業者を過度の高温にさらさないようにすることが重要です。

高温の機械や設備を隔離または断熱することにより、作業場の温度上昇と放射熱を減らすことができます。換気システムの設置に加えて、こうした対策を常に念頭におきます。

寒冷環境は、作業者の安全リスクと健康障害を増加させ、作業の質を低下させることがあります。寒冷作業環境に繰り返しばく露されると、筋骨格系障害のリスクが高まる可能性があります。これらの安全保健上のリスクから作業者を保護するには、過度の寒さにばく露されないようにすることが必要です。

リスク / 症状

・熱による不快感
・熱中症または寒冷ストレス
・凍傷
・筋骨格系障害
・ストレス性健康障害
・負傷率の増加

どのように

1．温度条件とそれに対する労働者の反応を定期的に監視します。作業場の適切な断熱効果、換気システム、熱源または冷温源からの保護の組み合わせにより、過度の温熱または寒冷のもとで医療業務が行われることのないようにします。

2．温熱または寒冷の影響が大きくなりすぎないように、熱源または冷温源（機器および工程）を屋外または少なくとも外部の近くに配置します。適切な断熱材を用いて、高温または低温部分から温熱隔離します。

3．医療労働者と高温の機械またはその他の放射熱源との間にシールド（熱障壁）を使用します。

4．冷却工程の場合、断熱材は作業者を負傷と熱損失から保護する最も効率的な方法です。

5．医療労働者が高温の部屋や低温の部屋に入って過度の温熱や寒冷に暴露される場合は、その温熱や寒令による影響が最小限になるように作業スケジュールを調整します。

6．高温環境または寒令環境に適した衣服と個人用保護具を配備することによって、医療労働者を日光、温熱、冷風から保護します。

追加のヒント

− 医療労働はさまざまな状況で行われるため、過度の温熱や寒冷から労働者を保護するために複数の対策を組み合わせる必要があります。

− 熱帯の条件のもとでは、温熱からの個人の保護はあまり効率的ではなく、主な力点は、適切な換気と空調設備、熱源の隔離または断熱、およびより良い作業スケジュールにおくべきです。

− 作業負荷とスケジュール、体力の維持、液体の適切な摂取、保護具など、多くの関連する諸問題を防ぐために必要な諸対策を労働者と一緒に明らかにする必要があります。

記憶ポイント

医療労働者を過度の温熱や寒冷から保護するには、多面的な対策が必要です。通常、熱源または寒冷源の隔離ないし断熱、適切な換気または空調システム、個人保護および適切な作業スケジュールが必要です。

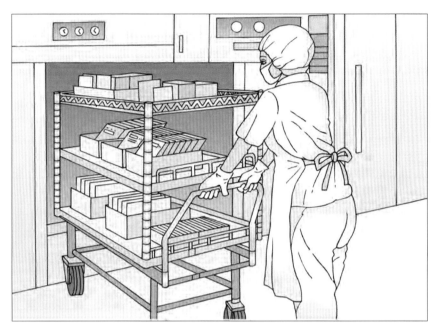

図27a．熱源からの熱放射を遮断するため、耐熱性手袋を使用します。

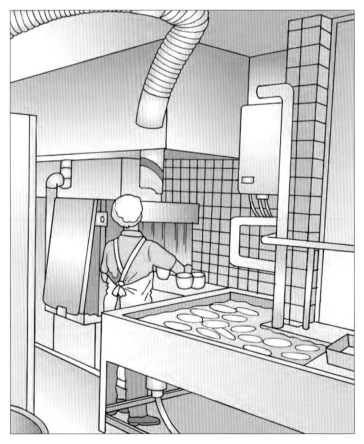

図27b．温熱環境の労働者にスポットクーラーを整備します。

チェックポイント28

空調システムを設備して、人びとの健康と快適さを助長する屋内環境を整えます。

なぜ

空調設備は通常、温度、湿度、空気の清浄度を制御するのに役立ちます。空気の温度と湿度を適切な範囲に保つことにより、過度に高温または低温となる環境による不利な影響を大幅に減らすことができます。空調設備は、屋内で行われる医療労働にとって有意義な投資です。

医療労働の種類に応じて適した気温と湿度の範囲を選択することにより、空調設備によって生産性を向上させ、事故と欠勤を減らし、人間関係を改善することができます。良好な空調設備は筋骨格系障害の発生を減らすことが知られています。

適切な気温の範囲は季節によって異なる場合があります。これは、人々が異なる気温に順応し、服装も変えるためです。多くの場合、冷気の流れは不必要な寒冷効果をもたらし、作業を妨げます。労働者の不快感を減らすために慎重に空調設備を調整する必要があります。

リスク / 症状

・過度の高温または寒冷
・高温による不快感
・不良な室内空気質
・上肢障害
・ストレス関連性健康障害
・負傷または疾病発生率の増加

どのように

1. 空調を行うスペースの要件を満たす適切なタイプの空調システムを選択します。

2. 温度計の測定値に合わせるのではなく、作業スペース内の人々の快適度に合わせて空調システムの設定値を調整します。

3. 過冷却と不快なすきま風などの冷風を避けます。人びとの意見をよく聞いて、空調システムの位置と設定値、空気の流れの方向を調整します。

4. 1日の間にさまざまな場所で医療労働が行われる場合、空調システムを必要に応じて容易に調整できるようにします。

5. 粉じんまたは化学物質で汚染された作業場所の場合、その影響を考慮して、必要に応じて局所排気装置を設置します。

6. 空調設備が定期的に適切に保守されていることを確認します。

追加のヒント

− 湿度レベルを含め、空調機器が適切に機能するよう保守します。

− 場合に応じて、可動式スポットクーラーなどのスポット型空調設備を用います。

− 不適切な空調による不快感があるかどうかについて、医療労働者と医療対象者の意見を聞きます。これらの意見を空調システムの調整と保守に反映します。

記憶ポイント

医療労働を行うスペースにいる人びとの快適性を高めるよう、空調システムの設定値を慎重に調整しておく必要があります。

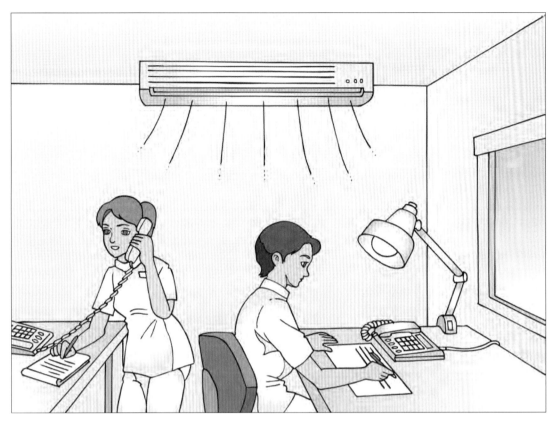

図28a．空調設備が定期的に適切に保守されていることを確認します。

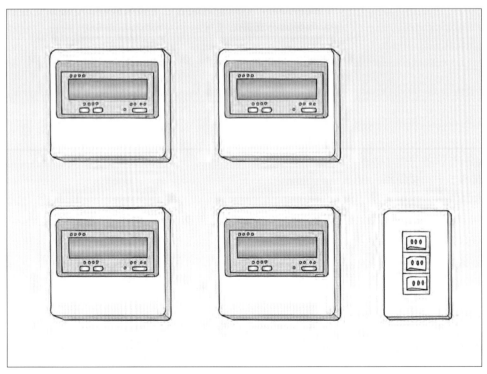

図28b．行う労働の種類と医療対象者と医療労働者双方の要望に合わせて空調システムを調整します。

チェックポイント29

訪問先の家とその他の施設の物理的環境が、医療対象者や医療労働者にとって安全で快適であることを確認します。

なぜ

医療労働者が訪問する家庭やその他の施設では、転倒などさまざまな負傷による重傷の重大なリスクがしばしば起こりえます。それらを防ぐための実際的な対策を講じる必要があります。

訪問先の家とその他の施設では物理的環境が大きく異なるため、環境を適切に維持するためには、医療労働者、医療対象者、家族と施設管理者の協力が不可欠です。そのような場合の良い事例から学ぶことができます。

医療対象者は、自分の家や滞在している施設で良い物理的環境を保つのが難しいことがよくあります。したがって、環境条件を調整するために、医療対象者と担当労働者の間の密接な協力が必要です。

リスク / 症状

・転倒その他の重傷
・挟み込みなどの手足の負傷
・高温ないし寒冷による不快感
・有害物質への暴露
・受動喫煙

どのように

1．段差などの高低差やふだん使わない機器による潜在的な傷害のリスクについて調べます。傾斜路、覆い、手すり、警告表示などの実用的な手段によりリスクを軽減します。

2．床、通路、階段に障害物や濡れた表面がないようにして、滑り、つまずきのリスクを防ぎます。階段、傾斜路または通路に沿って手すりを設置します。

3．医療労働が行われる物理的環境を改善するための実際的な対策について話し合い、医療労働者、医療対象者、その家族と施設管理者の共同の努力を通じてそれらの対策を実施します。

4．訪問した家と施設の廃棄物が適切に処理されていることを確認します。

5．人の排泄物を適切に処理するための定められた手順に従います。

6．ベッドにいる人の衛生状態を、清潔さと換気を含めて良好に保ちます。

追加のヒント

－　医療労働にさいしてドアや機器に手が引きこまれることがないことを確かめます。手の負傷を防ぐために、適切なガードまたはその他の手段を備えます。

－　ベッドとその周辺を定期的に清掃する計画を立て、計画通りに行います。

－　医療対象者が過度の季節的影響、あるいは火災や風雨による自然災害の可能性から適切に保護されているかについて調べます。

記憶ポイント

医療対象者の快適さを保つのに適した家と施設は、医療労働者にとっても安全で快適です。物理的環境の改善における医療対象者とその家族および施設管理者の努力を支援します。

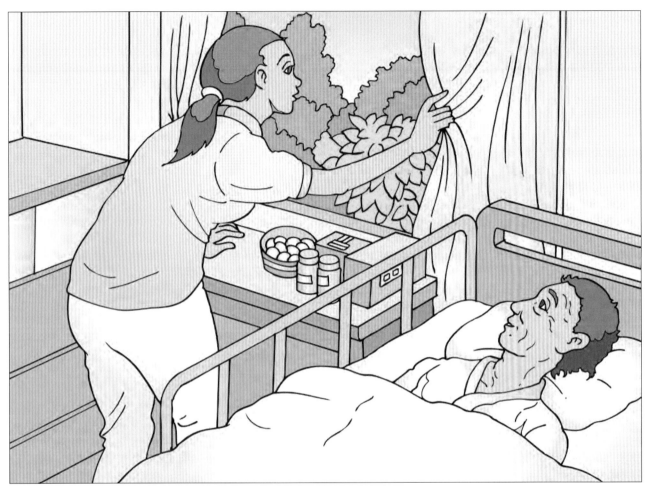

図29. 医療労働者、医療対象者、その家族、施設管理者の共同の努力によって物理的環境を整えます。

チェックポイント30

医療対象者のプライバシーを保護するために、パーティション、カーテン、その他の措置を講じます。

なぜ

医療処置を行う対象者のプライバシーを保護することは、その安全と福祉のために不可欠です。個人のプライバシーに関する情報が保護されていること、医療を行う人に対する処置の手順と医療対象者の私的な行為が他の人から見えないことが重要です。

理学的検査または臨床検査、個人的な処置、またはサンプリングが行われる場所でのプライバシー保護に特に注意を払う必要があります。パーティションなどの実用的な措置は、個人の行為や医療処置が他の人から見えないようにするのに役立ちます。

医療を行うすべての人のプライバシーを保護するために、一貫した努力が必要です。医療施設で行われている優れた実践から学ぶことができます。

リスク / 症状

・プライバシー侵害
・屈辱的な羞恥心
・良好でない人間関係
・低い自尊心と他者への敬意不足
・医療労働の質の低下

どのように

1. 医療を行うすべての人のプライバシーを保護する明確なポリシーを確立します。すべての医療労働者と訪問者がこのポリシーを周知しているようにします。

2. 医療対象者を迎え、医療を行ったり、個人サンプルを処理し、個別の記録を保管したりするさいに、その人のプライバシーを保護する手順を確立します。

3. 理学的検査または臨床検査、個人的な処置、または試料採取が行われる場所では、ドアを閉める、間仕切りやカーテン、またはその他の手段によって、各人のプライバシーを保護します。2人以上が医療処置を受けるかベッドにいる場所では、各人にパーティション、カーテンの利用、またはその他の実際

的な措置を講じます。

4. 他の人がいる場所で検査、試料採取、または個人的な処置を実施する場合は、常に仕切りまたはカーテンを使用して、他の人から見えないようにします。

5. 他の人に見られたり聞かれたりすることなく、個人の機密情報とデータを収集、記録、または伝達するようにします。

追加のヒント

− 診察室や個別の医療を行う場所での会話が、関係のない人から聞かれないようにします。

− 個々の情報または記録は、関係のない人に見られることがないように、厳重に機密情報の取り扱いをしなければなりません。

− 面接する場合、訪問者に会う場合には、十分なスペースないし部屋を用意します。

記憶ポイント

医療処置を行う対象者のプライバシーの保護は、人の尊厳を守り、医療の質を確保するために不可欠です。パーティションやカーテンを用いる、個人データを保護する手順を確立するなどの実際的な措置が効果的です。これらの措置は、医療労働において良好な人間関係を確立するのに役立ちます。

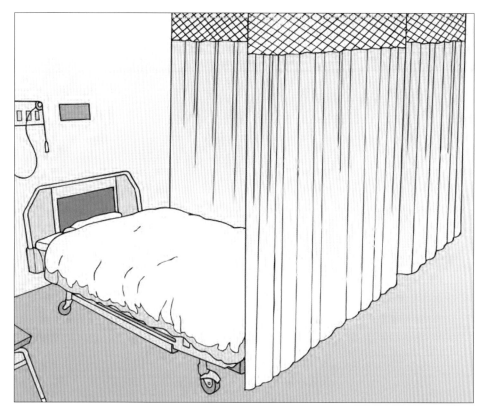

図30a．ドアを閉めるか、間仕切りやカーテンを使用して各人のプライバシーを保護します。

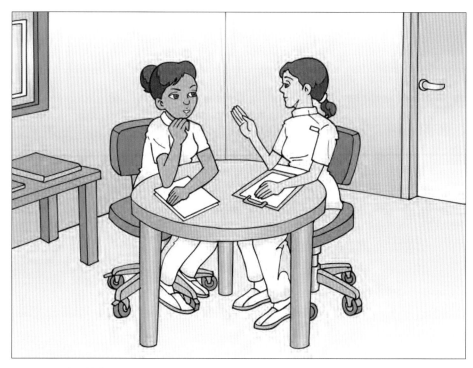

図30b．個人の機密情報が他の人に見られたり聞かれたりすることなく伝達されるようにします。

有害物質および有害要因
チェックポイント31-36

チェックポイント31

騒音の大きい機器または機器の一部を隔離するか、カバーします。

なぜ

医療労働者は、騒音を発生させる機器を使用する場合があります。高すぎる騒音レベルに繰り返しばく露されると、労働者に難聴などの健康障害を引き起こす可能性があります。腕をのばした距離に同僚と向かい合い、通常の声によるコミュニケーションができない場合は、騒音レベルが高すぎます（85-90 dB（A）以上に相当）。

高レベルの騒音は、刺激症状ないし健康障害を引き起こし、医療労働の質に影響を与える可能性があります。このような騒音レベルは、医療対象者とのコミュニケーションを妨げる可能性もあります。

騒音の大きい機器を覆うか、実際に医療行為が行われる場所から隔離することによって、これらの症状や障害を防ぐことが重要です。

リスク / 症状

・難聴
・いらいら感など身体的および精神的ストレス
・心血管系障害
・コミュニケーション不足
・重大な負傷または事故

どのように

1．可能な場合は、過大なレベルの騒音を発生する機器全体を適切な構造と資材で囲います。

2．特に騒音の大きい機器を職場の外に置き、適切な構造物で覆います。

3．特に騒音の大きい機器は、医療労働が行われる場所から離れた場所に移します。

4．衝立てまたはパーティションを設置して、騒音の大きい機器を他の労働者や同じ場所にいる医療対象者から隔離します。

5．騒音の工学的制御が十分でない場合は、耳栓または

はイヤーマフを提供し、労働者が適切に使用するよう訓練します。

追加のヒント

－　特に騒音の大きい機器の種類を変更します。騒音の少ない新しいタイプが多数あります。

－　空調設備または換気装置の騒音レベルおよびその他の潜在的な騒音源に注意します。

－　医療業務が高レベルの騒音の影響を受ける場合、騒音レベルを定期的に測定し、過度の騒音に対する対策が取られていることを確認します。

記憶ポイント

過度の騒音からの保護は、医療の質を維持し、健康障害を防ぐために重要です。医療労働者に相談することにより、そのような騒音の潜在的な影響を定期的に検討します。

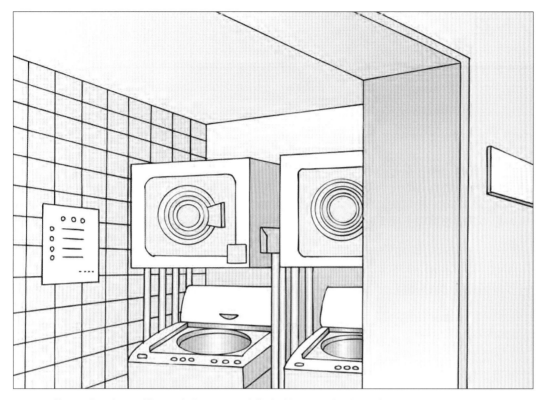

図31a. 特に騒音の大きい機器を移動して、医療業務が行われる場所から離れているようにします。

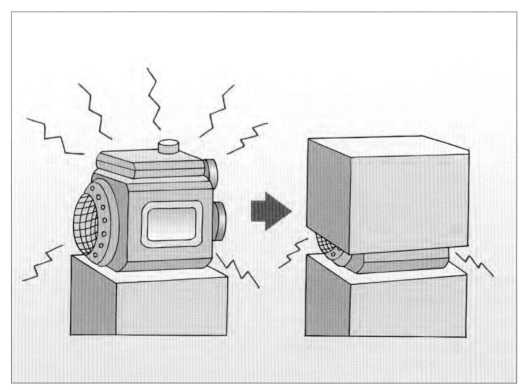

図31b. 騒音の大きい機器を密閉するか覆うことで耳を保護します。

チェックポイント32

　警告内容を伝え、安全な取り扱いを確保するために、有害化学物質の容器にラベルを付けて適切に保管します。

なぜ

　医療労働者は、消毒剤、洗剤、溶剤、薬物などのさまざまな化学物質をよく使用します。これらの化学物質容器のラベルは、有害化学物質の内容、使用法、保管、廃棄に関する警告とその他の重要な情報を伝えるために必要です。

　有害化学物質は、暴露を防ぎ、中毒を避けることが重要であるため、医療を行う労働環境では分離して保管しておく必要があります。

　刺激、毒性作用または傷害を引き起こす可能性のある有害化学物質を保管するために用いられる容器は、医療対象者と医療労働者が暴露されるおそれのある場所に保管しないようにします。

リスク / 症状

・急性中毒
・化学熱傷
・炎症
・アレルギー疾患
・大規模な死傷災害

どのように

１．有害化学物質の容器に、医療労働者が理解できる適切なラベルと標識があることを確認します。

２．化学物質容器のラベルにより、製品の一般名、組成、成分情報、使用説明、毒性情報、必要な保護対策などに関する関連情報を提供します。

３．適切な警告表示を、有害化学物質が保管または使用されている場所に目立つように掲示する必要があります。

４．ラベル、または警告情報が、医療労働者と医療対象者の優先言語で表示されていることを確認します。使用に伴って生じることのある危害が明確に理解されていることを確認します。

５．容器への損傷を避けるために有害物質の容器を適切な場所に保管し、容器を損傷したり漏れを引き起こしたりする可能性のある熱または他の障害にばく露されることがないことを確認します。

６．すべての容器、保管場所、および危険な作業区域を定期的に点検して、適切にラベル付けされ、また告知されていることを確認します。

追加のヒント

－　引火性および可燃性の化学物質、および有毒な窒息または麻酔効果を引き起こす可能性のある化学物質の容器については、特別に注意を払う必要があります。

－　適切な納入業者から標準ラベルと標識を入手または購入します。これらのラベルと標識がGHS（化学物質の分類およびラベリングのグローバル調和システム）に従っていて適切であることを確認します。

－　適切なラベル付け装置を使用して、読みやすく明確なラベルを作成します。

－　ラベルと標識が、文言と色などの安全法規と基準に準拠していることを確認します。

記憶ポイント

　有害化学物質を示すラベルは、容器または保管場所に目立つように表示し、容易に読めて理解できるようにする必要があります。標準ラベルと警告表示を正しく理解するように労働者を訓練します。

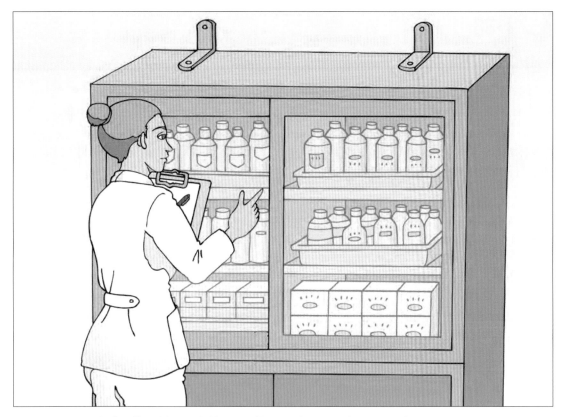

図32a. ラベル、標識、警告情報は、保管または使用する場所に目立つように表示すべきです。

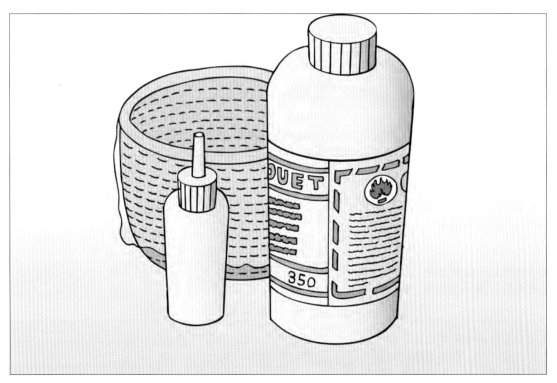

図32b. ラベルまたは標識が医療労働者の優先言語で表示されていることを確認します。

チェックポイント33

化学物質のリスクから労働者を保護し、安全で効率的に作業を行えるようにします。

なぜ

医療労働者は、重大な傷害や疾病を引き起こす可能性のある検査と治療を行うためにさまざまな化学物質を扱う場合があります。

化学物質ごとの特定の危険有害性を理解し、それらによって引き起こされる可能性のある傷害や疾病のリスクを評価しておくことが重要です。可能性のあるリスクを防ぐために、適切な措置を講じておかなければなりません。

一般的な例としては、消毒剤、洗剤、溶剤、有毒ガス、検査薬などがあります。起こり得る傷害や疾病を防ぐには、リスクと必要対策についての正確な情報が欠かせません。

リスク / 症状

・急性中毒
・化学熱傷
・刺激症状
・アレルギー疾患
・大規模な死傷災害

どのように

1. 医療労働に使用されている有害化学物質のリストと、それらにばく露されている医療労働者のリストを作成します。

2. 医療労働者とその対象者について取り上げるべきリスクを防ぐための有害化学物質対策について、その優先順位を話し合います。

3. 有害化学物質を扱う各人に、安全な使用について書かれたイラスト付きの取り扱い説明書を提供します。

4. 有害化学物質を使用する医療労働者にたいする訓練を実施します。この訓練には、有害物質の使用と健康上の危害要因の監視に当たってとるべき予防措置を含める必要があります。

5. 可能であれば、有害化学物質にばく露されないようにするか、発生源から可能な限り遠くで医療業務を行う場所を設定します。必要に応じて、不必要なばく露を回避できる局所換気システムを設置します。

6. 必要に応じて、労働者に十分な個人用保護具（保護衣、ゴーグル、手袋、呼吸保護具など）を提供します。

追加のヒント

- 化学物質によるリスクを管理する業務を、予防対策について知識のあるスタッフに割り当てます。

- 職場における化学物質の使用に関する最新の法規について、医療労働者と管理者に通知します。

- 改善された採血器具の使用、機器の取扱説明書とラベルの提供、個人用保護具の整備など、有害業務についての変更は、リスクを軽減するのに効果的です。

- 担当業務のスキルを向上させるための労働者の訓練と作業状況の定期的な審査も必要です。

- 不適切な使用と予期しない損失を防ぐために、有害化学物質と薬物を供給し保管するための明確な手順を確立します。

記憶ポイント

有害化学物質によるリスクは、一般には人間の感覚では検出できません。これらのリスクを労働者に通知し、予防措置について訓練します。保護対策は、ばく露した結果に対する補償費用よりもはるかに安価です。

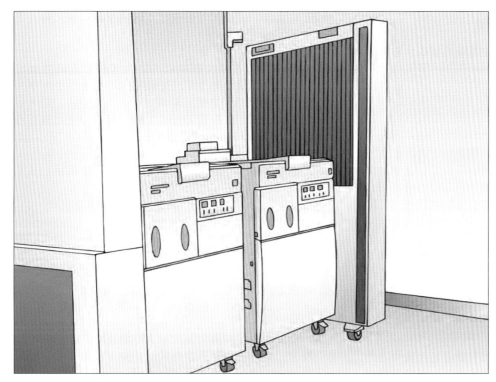

図33a．内視鏡用の洗浄機の近くに設置された局所換気システムを用いる場合です。

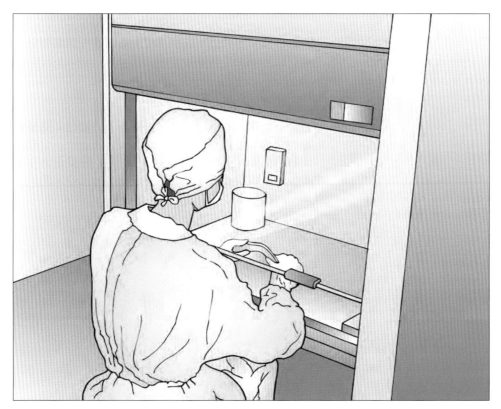

図33b．抗がん剤を取り扱う対処手順を行うために安全なドラフトチャンバーを使用します。

チェックポイント34

医療労働を行うさいに労働者を電離放射線から保護します。

なぜ

放射能源は、医学、健康管理、検査などのさまざまな有益な目的のために世界中で用いられています。医療サービスが改善され高齢者医療と組み合わせて行われるようになり、診断と治療における放射性核種と放射線の利用が増加しています。

X線や電磁放射線などの電離放射線と医療用アイソトープの利用は、急性および長期の健康影響を引き起こす可能性があります。電離放射線にばく露される可能性のあるリスクからすべての医療労働者を保護する必要があります。

電離放射線にばく露される医療労働者を保護するために、医療労働者の積極的な参加により、厳密な被ばく監視と健康監視を実施する必要があります。

リスク / 症状

・急性放射線障害
・皮膚および眼の障害
・致死的がん
・骨髄障害
・生殖障害
・遺伝的影響

どのように

1. X線検査、診断手順、特異的治療法などの医療行為を行うさいの電離放射線ばく露によるリスクについて話し合います。

2. 医療労働者と対象者を電離放射線ばく露から保護する手順を確立します。また、労働者の訓練と積極的な参加により、これらの手順が確実に順守されるようにします。

3. 個人線量計を使用して、電離放射線への外部および内部被ばく線量を監視し、遮蔽の有効性と保護対策の有効性を確認します。

4. 医療スタッフの作業手順と交代勤務を調整するこ とにより、放射線量と被ばく時間を最小限に抑えます。

5. 医療労働者がX線被ばくから確実に遮蔽されていることを確かめます。X線室用の鉛メッキガラス窓を備えたバリア壁、鉛エプロンと鉛手袋、鉛メッキ保護眼鏡、X線源の近くで保護対策のまだ講じられていない人たちの保護が挙げられます。

6. 電離放射線管理区域を示す警告表示を掲示します。

追加のヒント

－ 受動的線量計（フィルムバッジ、ベータおよびガンマ線量の測定に使用される手のリングバッジ）または同等のものを使用して、X線装置取り扱い、放射性分析、または放射性物質取り扱いを行う労働者すべてについて長期監視を行います。

－ 放射線療法、放射線診断、X線透視下の治療手技など、医療における電離放射線源を使用する労働者について職場条件を評価します。

－ 放射性機器が適切に保守されていることを確認する責任を特定の人に割り当てます。

－ 電離放射線被ばく制限に関する厳密な国際指針および国内規制を順守します。

記憶ポイント

電離放射線への被ばくは、遮蔽および被ばく時間短縮を含む適切な管理措置に関する規定により、合理的に実行可能な限り低く（ASARP）する必要があります。労働者の積極的な参加に効果的な一連の実際的な対策があります。

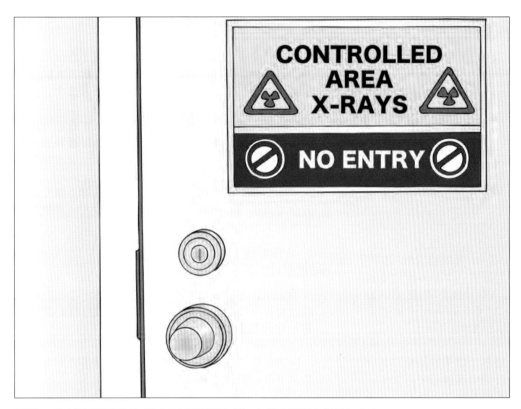

図34a．放射線管理区域に関する国際基準に従った警告表示を掲示します。

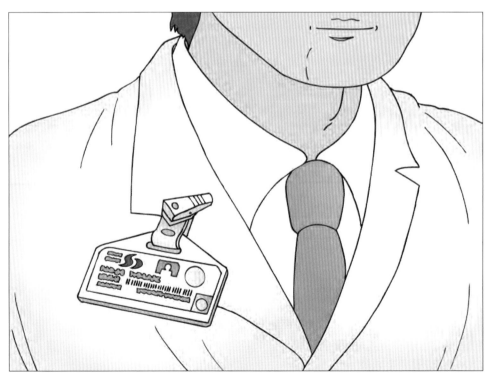

図34b．X 線装置取り扱い、放射性分析、放射性物質取り扱いにおいては常に、労働者の長期
　　　　モニタリングに受動線量計（フィルムバッジ、ベータおよびガンマ線量の測定に使用
　　　　するリングバッジ）または同等のものを使用します。

チェックポイント35

レーザー、紫外線、赤外線、その他の有害放射線から安全に遮蔽します。

なぜ

非電離放射線は、医療労働における広範囲の環境で見られ、適切に管理されていないと潜在的に被ばくした労働者にかなりの健康リスクをもたらす可能性があります。

非電離放射線には、紫外線（UV）、可視光（VL）、赤外線（IR）、マイクロ波（MW）、無線周波数（RF）、および超低周波（ELF）の放射線スペクトルが含まれます。光学的放射線は、UV、VL、およびIRで構成され、波長は100nm～1mmです。レーザーは通常、UV、可視、IRの周波数で動作します。

非電離放射線の使用は、医療および美容治療における診断、予防、美容、治療の目的で増加しています。レーザー手術、青色光および紫外線療法、強力なパルス光源（IPL）は最近よく知られています。皮膚科で使用される医療用紫外線源の光毒性もずっと以前から認識されています。

医療労働者向けのこれらの非電離放射線に対する多くの管理措置があります。

リスク / 症状

・眼の損傷
・火傷
・皮膚の負傷
・皮膚ガン
・事故
・火災による緊急事態

どのように

1．医療労働を行う状況で非電離放射線を使用するための標準手順を確立します。これらの手順が国内の法規に準拠していることを確認します。

2．非電離放射線の適切な使用について労働者を訓練し、現在行われている実践状況を点検します。

3．関連する放射線の標準記号に合わせた警告表示を掲示します。

4．特に医療労働が目に見えない紫外線またはその他の放射線に関連している場合、医療労働者と医療対象者の双方に適切な目の保護具を使用します。

5．レーザーその他の有害放射線を使用する場合は、遮蔽装置や保護ゴーグルなどの適切な保護装備を提供します。

6．手術室作業、皮膚科治療、または美容治療などの労働で高出力レーザーを使用している人に詳細なガイダンスを提供します。

追加のヒント

－　手術室における「レーザー安全手順」など、非電離放射線を使用するための実際的な取り扱い説明文書を整備します。

－　医療施設における「レーザー安全担当者」などのスタッフの責任を明確に定めます。

－　医療および美容治療でレーザー手術を使用する手術からの排煙に関連する吸入の危険から、適切な排気システムを使用して労働者を保護する方法を検討します。

記憶ポイント

職場におけるレーザーを含む非電離放射線の使用の増加に伴い、関連するリスクを評価する必要があり、医療施設で放射線安全を主導する責任を割り当てる必要があります。

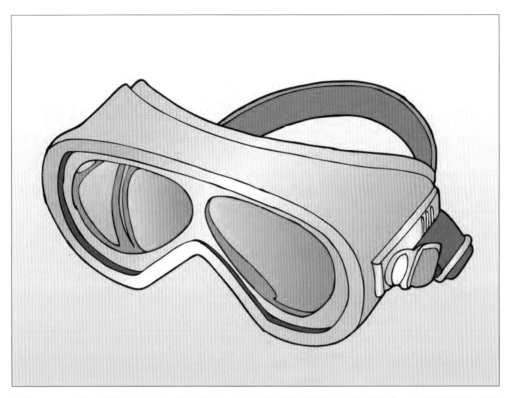

図35a. レーザーが目に見えない紫外線またはその他の放射線を生成する場合、医療労働者と患者
の両方に適切な目の保護具を使用します。

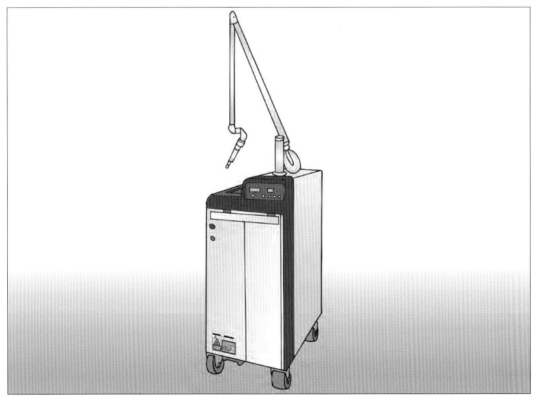

図35b. レーザーが使用されるすべての場所で、標準化された記号を用いた警告表示を掲示します。

チェックポイント36

空気の質を汚染なく健康によいように保ち、医療対象者と医療労働者に有害な影響を与えないようにします。

なぜ

屋内環境と屋外環境の両方に有害物質が存在する場合、健康と環境双方にリスクが生じます。特に、医療施設環境では、施設内で感染した病原体（院内感染）、診断および治療用化学物質（抗がん剤）などの有害物質から患者と医療労働者を保護するために、健康的な室内空気質（IAQ）を確保する特別な注意が必要です。

劣悪な室内空気質から労働者を保護するための効果的な予防措置があります。労働者と管理者が参加して、良好な空気質を維持するための適切な手順を確立しておくことが欠かせません。

リスク / 症状

・目、皮膚、粘膜の刺激
・皮膚アレルギー、気管支喘息
・シックハウス症候群
・院内感染症
・粉じん関連疾患
・作業の質の低下

どのように

1. 清浄な空気質が医療労働者と医療対象者の双方の安全と健康を確保するために不可欠である医療施設の現状での条件について話し合います。そのような施設内で、適切な予防措置が講じられていることを確認します。

2. 窓やドアを開くか、新しい開口部を設置するなどして、外側に面する通風個所を増やします。これらはいずれも、自然換気を高めるのに役立ちます。

3. 病理検査室、手術室、集中治療室などの有害化学物質を使用する職場に、適切な換気システムを設置します。

4. ポリ塩化ビフェニル（PCB）および同等物などの建物内の有害物質が施設から除去され、アスベスト含有資材が除去されているか適切に被覆されている

ことを確認します。

5. いくつかの管理対象製品（汎用洗剤、床用洗剤など）を選び、スタッフおよび納入業者と協力して、洗浄効果と価格の面から、環境保護に好ましい代替品を検討します。

追加のヒント

– 機械的換気、ろ過、差圧制御、指向性気流制御、局所排気、および紫外線殺菌照射などを取り上げて、空気質の制御策および汚染緩和策を講じます。

– 現行システムの運用と保守についての屋内空気質管理計画を作成し、合わせて喫煙、空気質の向上、システムの維持と監視についての将来の向上プランを作成します。

– 現在行われている良好実践について施設職員を訓練し、現状における実績を継続的に評価します。

記憶ポイント

医療職場では、医療対象者と医療労働者の双方に対するリスクを最小限に抑えるために、屋内空気質の適切な制御がとても重要です。労働者と管理者の積極的な参加により、屋内空気質管理計画を確立します。

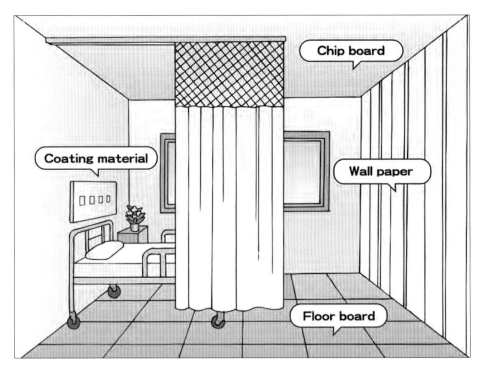

図36a. ホルムアルデヒド、キシレンその他の有機物質などの有害物質を使用した可能性の
ある建築材料が適切に処理および維持されていることを確認します。

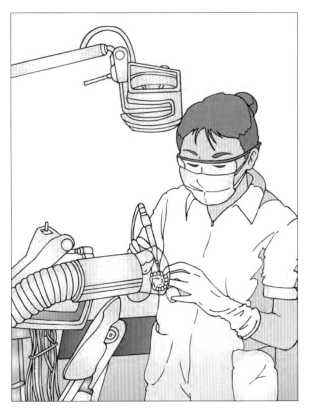

図36b. 歯科医院で歯科材料からの有害粉じんを制御する
ために局所排気を使用します。

感染予防対策
チェックポイント37-42

チェックポイント37

手指衛生の手順を確立し、衛生的な洗浄設備を設けます。

なぜ

手指衛生は標準予防策の主要な構成要素であり、医療に伴う病原体の伝播を防ぐ上で最も効果的な方法の1つです。

標準予防策の実施は、医療を行うさいに認識されている場合と認識されていない場合にかかわらず、血液媒介病原体ないし他の病原体からの感染リスクを減らす上で重要な対策です。特にすべての患者の医療業務において、手指衛生とそれに関連する予防措置は、最低限順守しなければならない基本的な感染予防策です。

リスク / 症状

・職業性感染症
・空気・飛沫感染する病原体：インフルエンザ、コロナウイルス、麻疹、おたふくかぜ、風疹、結核など
・血液媒介病原体：肝炎ウイルス（HCV、HBV）およびヒト免疫不全ウイルス（HIV）など
・接触感染：疥癬、ヒトヘルペスウイルス、メチシリン耐性黄色ブドウ球菌（MRSA）など

どのように

1. 手洗い手順を確立するためにキャンペーンを行って、手指衛生を促進します。

2. 清潔な流水による手洗い設備を利用できるようにします。

3. 手が汚れている場合、あるいは芽胞菌へのばく露が証明されているか強く疑われる場合、またはトイレを使用した後は、石鹸と水で手を洗います。

4. 手指衛生の実践について医療労働者と医療対象者を訓練します。

5. 手指衛生製品（清潔な水、石鹸、使い捨てタオル、アルコールベースの手指消毒剤）が利用可能であるようにします。

6. 擦式アルコール製剤は、理想的には医療措置を行う現場で利用できるようにすべきです。

追加のヒント

－ リスク評価はきわめて重要です。必要とされている個人保護策を決定するために、すべての医療活動または医療サービスにおけるすべての直接接触機会についてリスク評価を行います。

－ 手指衛生テクニックの要約：
・手洗い（40～60秒）：手を濡らし、石鹸を使います；手のすべての表面をこすります；使い捨てタオルで手をすすぎ、完全に乾かします。蛇口を閉めるには、タオルを使用します。
・手擦り（20～30秒）：手のすべての領域に及ぶのに十分な製品を適用します。乾くまで手をこすります。

－ 手指衛生手順の要約事項：
・手袋を着用しているかどうかにかかわらず、患者と直接接触するか患者間で作業する前後。
・手袋を脱いだ直後。
・侵襲性の器具を扱う前。
・手袋を着用していても、血液、体液、分泌物、排泄物、傷のない皮膚、汚染されたものに触れた後。
・患者に対する医療を行うさい、患者の汚染された場所から清潔な身体部分に移動するとき。
・患者のすぐ近くにある非生物性の物品との接触後。

記憶ポイント

手指衛生および個人用保護具の使用は、リスク評価に基づいて、血液および体液、または病原体との接触の程度に応じて実施されるべきです。

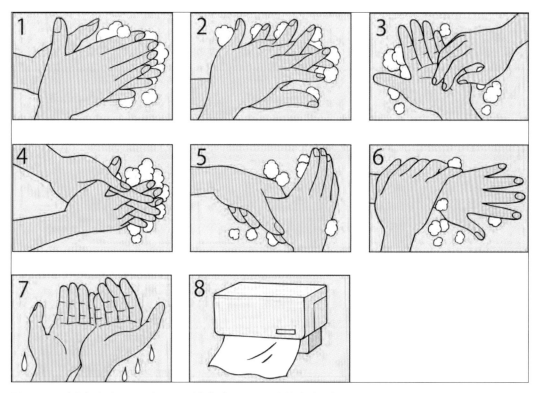

図37a. 医療を行うすべての場面で手指衛生の正しい実施方法を推奨します。
（参照 :WHO 手指 洗浄基準 https://www.who.int/gpsc/ 5 may/tools/who_guidelines-handhygiene_
summary.pdf）

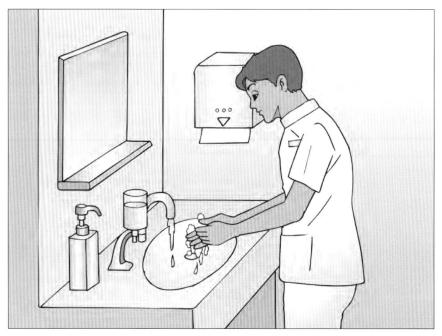

図37b. 清潔な流水つき手洗い施設をいつも利用できるようにします。手指衛生用品
　　　（清潔な水、石鹸、使い捨てタオル、アルコールベースの手指消毒剤）が利用
　　　可能になっていることを確認します。

チェックポイント38

医療労働中の感染の可能性を排除または削減するための感染対策を促進します。

なぜ

感染は、さまざまな経路を介して人体に入る病原体によって引き起こされます。医療労働者は、医療対象者、患者、同僚、家族、他のコミュニティ内の接触対象から感染したり、また感染させたりすることがあります。

特に医療環境内での感染性病原体の伝播には、3つの要素が必要とされます。感染性病原体の発生源（または病原体保有宿主）、病原体の侵入を可能にする感受性宿主、病原体の伝播経路です。したがって、感染リスクがある場合は、医療現場での「感染経路別予防策」を活用する必要があります。

リスク / 症状

・職業性感染症
・空気・飛沫感染する病原体：インフルエンザ、コロナウイルス、麻疹、おたふくかぜ、風疹、結核など
・血液媒介病原体：肝炎ウイルス（HCV、HBV）およびヒト免疫不全ウイルス（HIV）など
・接触感染：疥癬、ヒトヘルペスウイルス、MRSAなど

どのように

1. 感染症の予防を含む安全風土を促進します。

2. すべての関係者の協力により、感染制御対策の実施を促進するポリシーを確立します。

3. 感染対策チームを編成し、チームの活動をサポートします。

4. 針刺しや鋭利器材による損傷を防ぎます。
－ 針や鋭利な器材を使用した後は、キャップを再び針にかぶせるリキャップを行わないようにします。
－ 安全な手順を定期的に徹底します。

5. 医療に不必要な針や鋭利物を取り除きます。
－ 使用した針やその他の鋭利な器材はすぐに廃棄します。

－ 作業場所の近くに耐貫通性の鋭利物容器を設置します。
－ 注射針および鋭利器材には承認された安全器材を使用します。

6. 呼吸器衛生と咳エチケットを確認します。
－ 呼吸器症状のある人は、次のような感染対策を適用する必要があります。1）咳、くしゃみをするときはティッシュまたはマスクで鼻と口を覆い、使用済みのティッシュとマスクを廃棄します。2）呼吸器分泌物との接触後に手指衛生を行います。

追加のヒント

－ 感染防止対策委員会（ICC）の討議をもとにして、感染対策チーム（ICT）に実施業務を割り当てます。

－ 医療施設は以下を行う必要があります。
・呼吸器症状のある人に呼吸器衛生および咳エチケットを実践するよう指示する視覚的な警告を医療施設の入り口に掲示します。
・共同利用の区域および呼吸器疾患患者の応対に使用される区域で、手指衛生に必要な設備と備品、ティッシュおよびマスクを利用できるようにすることを検討します。

記憶ポイント

具体的な指示、例えば、呼吸器衛生と咳エチケットの促進を通じて呼吸器症状のあるすべての人に感染予防策を適用することにより、明確な感染制御ポリシーを実施します。

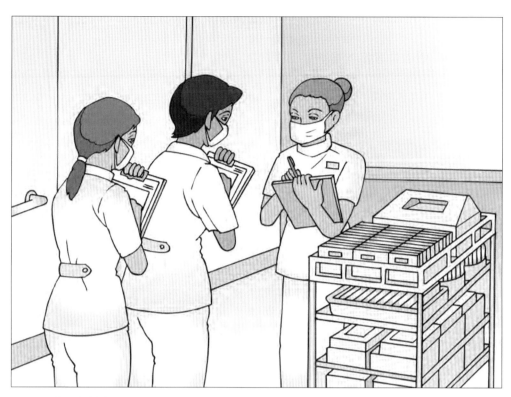

図38a. 感染防止対策委員会（ICC）を通じて割り当てられた感染対策チーム（ICT）によって病棟
　　　 への巡視を行います。

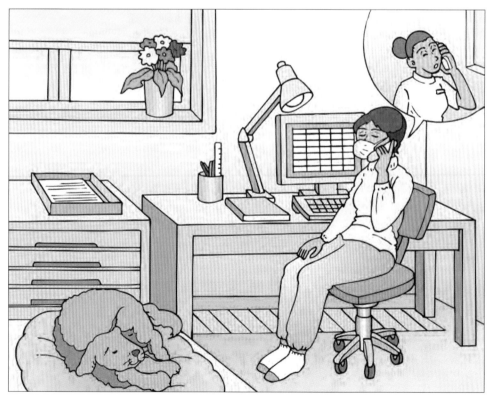

図38b. 医療従事者が呼吸器症状を起こしたときは在宅勤務または在宅待機を励行します。

チェックポイント39

　職場内における感染リスクの高い医療労働者に適切な種類の予防接種プログラムを実施します。

なぜ

　医療労働者は、インフルエンザ、麻疹、風疹、百日咳などのワクチンで予防可能な病気にばく露され、感染する機会があります。医療労働者集団内で免疫を維持することは、医療労働者と患者または他の医療対象者との間でワクチン予防可能な疾患の伝播を防止するのに役立ちます。

　医療施設は、行政機関等のガイドラインに基づいて、医療対象者に直接に接するすべての医療労働者向けの包括的な予防接種ポリシーを策定することが推奨されます。各労働者について、禁忌の労働者もいる可能性を考慮しながら、特定のワクチンの有効性について個別に評価を行います。

リスク / 症状

・職業性感染症
・空気・飛沫感染する病原体：インフルエンザ、コロナウイルス、麻疹、おたふくかぜ、風疹、結核など
・血液媒介病原体：肝炎ウイルス（HCV、HBV）およびヒト免疫不全ウイルス（HIV）など
・接触感染：疥癬、ヒトヘルペスウイルス、MRSAなど

どのように

1．各地域の状況に応じたガイドラインに従い、すべての労働者のための予防接種プログラムを確立します。

2．職場内でさまざまな種類の予防可能な感染症にばく露されている人を評価する職場手順を確立します。

3．すべての医療従事者と他の指定された職員に、雇用前または雇用後の最初の数週間以内に、必要な予防接種を実施します。

4．インフルエンザの流行シーズン前に、すべてのスタッフにインフルエンザワクチン接種を提供します。

5．予防接種の必要性について労働者を訓練します。

以下は、医療労働者向けのワクチンで予防可能な疾患の例です。
－　B型肝炎
－　インフルエンザ
－　MMR（おたふくかぜ、はしか、風疹）
－　水痘
－　破傷風、ジフテリア
－　髄膜炎菌　など

6．予防接種プログラムに参加している各医療労働者の予防接種実施と検査結果を記録した予防接種記録を保管します。

追加のヒント

－　スクリーニングとワクチン接種の前に、インフォームドコンセントを、できれば書面で、取得する必要があります。推奨ワクチンが拒否された場合は、拒否の署名入り文書を入手します。

－　B型肝炎または空気感染する病原体の感染源へのばく露が発生した場合、ばく露後予防のガイドラインに従う必要があります。ばく露後措置のガイドラインに毎日24時間いつもアクセスできるようにしておきます。

記憶ポイント

　患者および / または血液ないし生体物質との接触の可能性を検討することにより、予防接種の推奨事項が決まります。確立された予防接種ガイドラインに従います。

参考文献：
Immunization of Health-Care Personnel
Recommendations of the Advisory Committee on Immunization Practices（ACIP）
Recommendations and Reports
November 25, 2011 / 60（RR07）；1-4
（随時更新されている）

ワクチン	推奨事項の概要
B型肝炎	3回接種（1シリーズ）で投与します（1回目、1か月後に2回目、3回目は2回目の約5か月後）。 3回目投与の1〜2か月後に抗HBs血清学的検査を受けます。
インフルエンザ	毎年1回、インフルエンザワクチンを投与します。
MMR（はしか、おたふくかぜ、風疹）	1957年以降に生まれ、はしかまたはおたふくかぜの免疫または事前予防接種の血清学的証拠を持たない場合は、2回のMMRを投与します（1回目投与4週間後に2回目）。 1957年以降に生まれ、風疹の免疫または事前予防接種の血清学的証拠を持たない場合は、1用量のみのMMRを投与します。ただし、はしか、おたふくかぜの接種時に風疹成分が含まれるため、2回用量を行う場合もあります。 1957年以前に生まれた医療労働者については、以下を参照します。 https://www.cdc.gov/vaccines/hcp/acip-recs/vacc-specific/mmr.html
水痘	以前のワクチン接種、または水痘病歴の血清学的証拠を持たない場合は、4週間間隔で2回の水痘ワクチンを投与します。
Tdap（破傷風、ジフテリア、百日咳）	Tdapを以前に受けたことがない場合、可能な限り早く1回投与します。10年ごとにブースター（追加）接種を行います。 妊娠中の労働者は、妊娠ごとに1回投与の必要があります。
髄膜炎菌	髄膜炎菌の分離株に日常的にさらされている人に1回投与します。

（参照：https://www.cdc.gov/ vaccines/adults/rec-vac/hcw.html）

図39a. 医療従事者の予防接種に関する推奨事項の例（ワクチンガイドラインは各国で異なります。訳者注）。

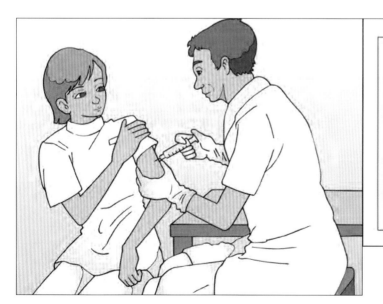

図39b. 地域の状況に適したガイドラインに従って、すべての労働者を対象にした予防接種プログラムを確立します。

チェックポイント40

感染の可能性がある感染源から保護するのに適切な個人用保護具を選んで使用します。

なぜ

医療労働条件を変更することにより、職場内における感染の危険を排除するためにあらゆる試みを行う必要がありますが、個人用保護具（PPE）の使用が不可欠な状況がよくあります。すぐ除去できない感染性病原体については、適切な種類の個人用保護具（PPE）を選択して使用する必要があります。

個人用保護具着用の一般的慣行として、皮膚または衣服の汚染を防ぎながら保護具を着用し取り外す推奨手順に従う慣行を確立する必要があります。使用済みの使い捨てまたは再利用可能な保護具用の指定容器があるのがこの慣行に含まれます。保護具を取り外して廃棄した後の最後のステップとして、手指衛生を行います。

リスク / 症状

・職業性感染症
・空気・飛沫感染する病原体：インフルエンザ、コロナウイルス、麻疹、おたふくかぜ、風疹、結核など
・血液媒介病原体；肝炎ウイルス（HCV、HBV）およびヒト免疫不全ウイルス（HIV）など
・接触感染；疥癬、ヒトヘルペスウイルス、MRSAなど

どのように

1．手袋を使用する場合：
－ 血液、体液、分泌物、排泄物、粘膜、傷のない皮膚に触れるときは、指定された手袋を着用します。

－ 感染の可能性のある物質と接触した後は、同一患者に対する医療業務と手順を変えるたびに手袋を交換します。

－ 使用後、汚染されていない器物や表面に触れる前、および別の患者に行く前に手袋を外します。取り外した直後に手指衛生を行います。

2．顔の保護（目、鼻、口）には、医療用マスクと目の保護具（アイバイザー、ゴーグル）または顔面用のシールドを着用して、目、鼻、口の粘膜を保護します。

3．ガウンを着用して皮膚を保護し、医療活動中に血液、体液、分泌物または排泄物の飛沫やスプレーにより汚染される可能性のある衣服の汚れを防ぎます。汚れたガウンはできるだけ早く脱ぎ、手指衛生を行います。

4．安全な廃棄物管理手順を確立します。地域の規制に従って、血液、体液、分泌物、排泄物で汚染された廃棄物を感染性廃棄物として扱います。使い捨ての器材は適切に廃棄します。環境およびその他の頻繁に触れる表面について定期的な清掃と消毒を行うには、定められた適切な手順に従います。

5．使用済みの使い捨てまたは再利用可能な保護具用に指定された容器は、汚染物質の廃棄と封じ込めを容易にするために、取り外し場所で都合の良い位置に配置する必要があります。

追加のヒント

－ 医療活動の前に、生体物質または汚染された表面にばく露されるリスクを評価します。これらを日常的に行います。

－ リスク評価に基づいて保護具を選択します。例としては、清潔な非滅菌手袋、清潔で非滅菌の液体耐性ガウン、マスクと目の保護またはフェイスシールドなどがあります。

記憶ポイント

保護具の定期的かつ適切な使用は、医療労働に不可欠です。粘膜、気道、皮膚および衣服を感染性病原体との接触から保護するために、単独ないし組み合わせて使用されるさまざまな防護具と呼吸器保護具があります。

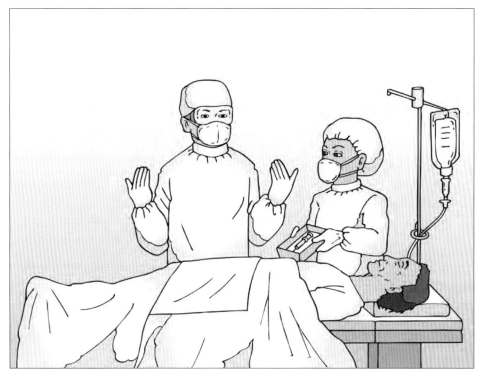

図40a. 除去できない感染性病原体については、適切な個人用保護具を選択して使用する必要
　　　があります。

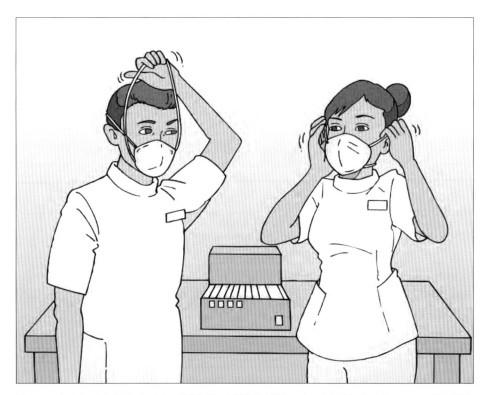

図40b. 人のケアを行うすべての労働者に保護具装着についての適切なトレーニングを実施
　　　します。

チェックポイント41

　感染者から医療対象者と医療労働者を保護する手順を確立します。

なぜ

　医療施設は、患者が日常に治療を受ける場所です。したがって、医療労働者は、感染した患者と労働者の双方から感染する潜在的なリスクを抱えています。医療対象者と医療労働者を保護するための手順を確立する必要があります。

　ばく露後予防（PEP）は、病原体による感染と疾患の発症とを防ぐために、病原体（疾患を引き起こすウイルスなど）へのばく露直後に開始される予防的治療の1つです。PEPは、HIVやB型肝炎などの感染性病原体への意図しないばく露から医療労働者を保護します。保健部門では、PEPは、職場内における感染性危険へのスタッフのばく露を減らす包括的な普遍的予防策パッケージの一部として実施されるべきです。

　これらの包括的予防策の適用を実際的な方法で促進することが欠かせません。

リスク / 症状

・職業性感染症
・狂犬病
・空気感染する病原体、結核など
・血液媒介病原体：B型肝炎ウイルス、ヒト免疫不全ウイルス（HIV）

どのように

1．医療施設で発生する可能性のある感染源から労働者を保護する方法について労働者に通知し訓練します。

2．B型肝炎やHIVなどの病原体へのばく露直後に行われるばく露後予防（PEP）手順を確立します。

3．ばく露後のさまざまな設定で、PEPとしてB型肝炎免疫グロブリン（HBIG）および / またはB型肝炎ワクチンを提供します。

4．HIVのPEP手順を確立します。

5．汚染された血液または体液のばく露事態が生じた場合、医療施設のかかりつけ医に報告するよう労働者を奨励します。

追加のヒント

－　針やその他の鋭利な器物による傷害を防ぐなど、すべての医療労働者に必要な予防措置を実施します。
・使用済みの針のリキャップ、曲げ、破損、または手作業を行わないよう徹底します。
・リキャップが必要な場合があっても、片手すくい上げ法を用います。
・利用可能な場合は安全装置を使用します。
・使用済みの鋭利物を耐貫通性の容器に入れます。

－　狂犬病の動物による咬傷後の狂犬病の発生を防ぐために、PEPを提供します。

－　患者の蘇生には、マウスピース、蘇生バッグ、口や口腔分泌物との接触を防ぐためのその他の換気補助機器の使用が含まれます。

記憶ポイント

　特定の感染症にばく露された個人にとって、免疫学的予防策（免疫グロブリンまたはワクチン）または抗菌薬予防策の適時の適用が不可欠です。

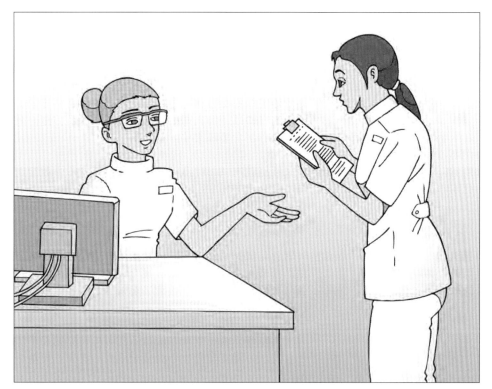

図41a. 血液または体液による汚染のばく露発生のさいには、労働者が医療施設の担当スタッフにすぐ報告するよう奨励し、また報告しやすくします。

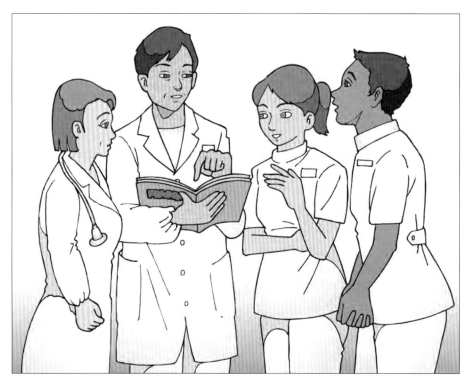

図41b. 感染源から医療労働者を保護する方法を労働者に周知し、訓練します。

チェックポイント42

事業継続計画（BCP）を含む緊急感染防止対策の実施計画を確立して適用します。

なぜ

特に医療施設では、感染の疑いがあるか、または感染が確認された症例に接触する医療労働者および他人への感染リスクを排除ないし最小化する必要があります。

医療施設には、新興ウイルスのパンデミック、急性ウイルス性出血熱、その他の新興感染症などの将来の緊急事態に備えるための多くの実際的な方法があります。効果的な準備計画があれば、医療施設と労働者をよりよく保護できます。パンデミック状況での診療継続計画は、社会全体に利益をもたらすこととなります。

経営陣の責任を自覚した対応とリーダーシップは、実行可能な経営計画を準備しておき、労働者から完全な協力を得るために最も重要です。

新興ウイルス感染症などによるパンデミック状況と企業の計画の進捗状況を従業員に通知することが不可欠です。したがって、外部要因に関係なく、企業が行うサービスの管理と生産の持続可能性を確保するための事業継続計画を立てることが欠かせません。

リスク / 症状

・職業性感染症
・労働者の疾病休業、常習的欠勤
・サプライチェーンの資材不足
・非常事態による危機

どのように

1. 医療施設のすべてのスタッフに、管理者が新興ウイルス感染症パンデミックなどの将来の緊急事態に備えた緊急時対策計画を作成することを表明します。計画を策定するためのアイデアを経営陣が歓迎することを伝えます。

2. 緊急時対策計画を準備するために委員会を組織します。パンデミックまたは緊急事態で事業運営を継続するための重要な側面を取り上げる計画について、いつまで誰が何をすべきかを決めます。この計画に

は、医薬品、医療用品、緊急時の利用可能な現金、輸送手段、および患者に必要な医療の確保を含める必要があります。

3. 緊急時対策計画には、医療施設に働く労働者を保護する実際的な方法を定めておく必要があります。この内容には、個人衛生習慣の促進、医療体制、業務の共有が含まれます。

4. 医療施設内における二次感染に対処する手順を計画に含めます。

追加のヒント

－ 緊急時に対する準備計画は長くて完璧である必要はありません。簡潔な計画案を最初に作成し、更新された情報や新しいアイデアを入手していきながら、段階的に改定します。

－ 緊急時の計画を更新し続けるための実際的な手段として、労働安全衛生委員会を活用します。更新された情報を収集するに当たって重要な役割を果たすスタッフを指定し、既存の計画をより良いものにしていきます。

－ 他の医療施設の準備計画を参考にして、学習します。自施設のBCPを他の施設と共有して、互いに援助し合うことができます。

記憶ポイント

医療対象者と医療労働者の双方の命を救うための緊急事態に対処する事業継続計画（BCP）を定めておくことがぜひ必要です。

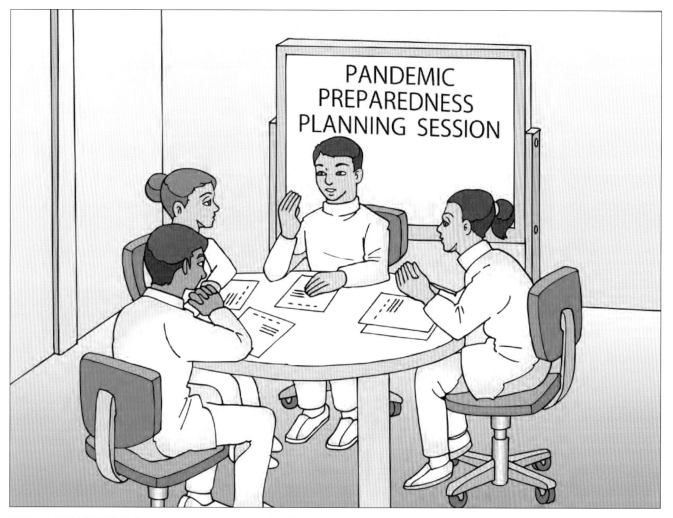

図42. 事業継続計画を確定し、また更新するための実際的な手段として、労働安全衛生委員会を活用します。

福祉設備
チェックポイント43-48

チェックポイント43

　良好な衛生状態を確保するために、清潔なトイレ、洗浄設備、更衣室を設置し、使いやすい状態を維持します。

なぜ

　洗浄設備、ロッカー、清潔なトイレなどの福祉設備は、医療労働者の間に良好な職場雰囲気を作り出すことができます。これらの基本的な設備は、十分な数が備わっていて、清潔で衛生的であることで、その職場の「顔」を表しています。

　洗浄設備とトイレは、作業区域の近くに便利に配置されている必要があります。これらの設備は、良好な衛生状態を維持するのに、また、化学物質が皮膚から吸収されたり、休憩中に体内に取り込まれたりするのを防ぐのに貢献します。

　衣類その他の私物の安全な保管と使用には、使いやすいロッカーと清潔な更衣室が不可欠です。また、ロッカーと更衣室は、医療労働者が多くのリスクに対処し、個人の衛生状態を適切に保つのに役立ちます。

リスク / 症状

・心身の健康状態の低下
・個人の不衛生状態
・感染症
・盗難または財物損害

どのように

1．作業場の近くに洗浄設備、トイレ、ロッカー、更衣室を設置します。それぞれ十分な数備わっていて、衛生基準を満たす必要があります。

2．医療労働者向けの現状での福祉設備の改善について計画を立てます。比較的低コストで多くの改善を行えることに留意します。

3．国ごとに異なる法的要件がありますが、一般的に適用される必要数は次のとおりです。最小必要数として、5人の男性用に1つのトイレ、6〜40人の男性用に2つのトイレ。また5人の女性用に1つのトイレ、6〜30人の女性用に2つのトイレ。15人の労働者ごとに1つの洗面台。

4．作業条件が高温で汚れをもたらす場合、または制服、防護服が必要であり、または有害物質取り扱いが必要な場合は、更衣室に男性用と女性用のロッカーとシャワーを別々に備えます。

5．洗浄設備、トイレ、更衣室が定期的に適切に保守されていることを確認します。これらのすべての設備について定期的に清掃し、保守点検するための実際的な取り決めを確立します。

追加のヒント

－　医療労働者の健康を保つために、福祉設備に高い優先順位を与える必要があります。衛生施設が不足が不足すると、さまざまな問題を起こす主な原因になります。

－　これらの福祉設備のすべての利用者は、設備を清潔な状態に保つよう努めるべきです。特に衛生的なトイレ設備の清潔な利用に努めます。

－　よく設計された衛生設備は、清掃の費用と労力に大きな違いをもたらします。掃除しやすい耐久性のある材料（タイルなど）でできた床と壁にします。排水設備にはとくに適切な注意が必要です。

－　衣服と身の回りのものを損傷や盗難から守るために、ロッカーを作業区域の近くで便利な場所に配置する必要があります。ロッカーは男性と女性に別々に設けるべきです。

記憶ポイント

　洗浄設備、トイレ、更衣室などの必須の福祉設備は、医療労働者にとって特に重要です。これらの設備が目的に適っており、清潔に保たれていることを確認します。質の良い福祉設備は、職場に良い雰囲気をもたらし、疲労を軽減できるからです。

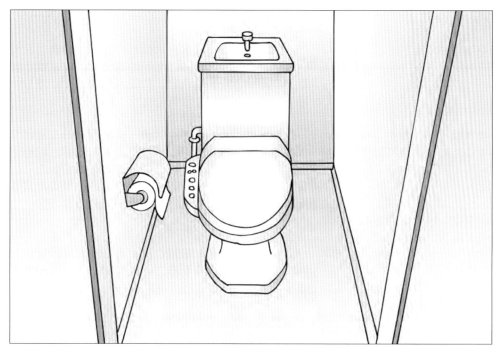

図43a. 衛生的なトイレ設備を提供し、良好な洗浄設備を維持することは、医療労働者にとって
　　　　特に重要です。

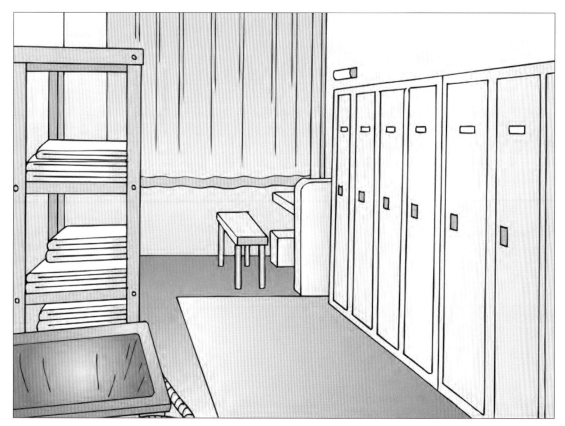

図43b. 男女別の更衣室を用意し、個々の労働者ごとにロッカーと衣服掛け設備を割り当てます。

チェックポイント44

飲料設備と衛生的な食事場所を備えます。

なぜ

良い飲料設備と衛生的な食事場所は不可欠です。疲労を防ぎ、労働者の健康を維持するために大いに役立つからです。医療労働者は、これらの設備が整っていることを特に高く評価します。

特に高温環境や寒冷環境では、リフレッシュするのに役立つ飲み物の設備は、労働者が疲労を防ぎ、仕事から回復するのに役立ちます。

母乳育児中の女性には、職場に適切に配置された私的に使える場所を提供する必要がある場合もあります。

リスク／症状

・心身の健康状態の低下
・過度の疲労
・コミュニケーションの不足
・感染症リスクの増加
・有害化学物質へのばく露

どのように

1．各職場の近くで、粉じん、化学物質または感染性物質によって汚染されている可能性のあるところからは離れている場所（例：洗浄設備と近くやトイレ内ではないところ）に、医療労働者のための飲料設備を備えます。

2．労働者が快適でリラックスした雰囲気の中で食べ物を食べることができる食事場所または食堂を提供します。ワークステーションから離れた場所に配置し、騒音、粉じん、化学物質、感染性物質などの障害源がないようにする必要があります。

3．これらすべての設備で衛生状態を保ちます。食事場所では、手洗いや飲用のためにきれいな水に簡単にアクセスできるようにします。便利な場所にある廃棄物容器も役立ちます。

4．女性が授乳を行う場合には、職場に私的に使える清潔で静かな場所を用意する必要があります。

追加のヒント

－　冷水と温水および各種の飲料は、医療労働者を大いにリフレッシュすることができます。冷水供給設備が利用できない場合は、作業区域内のより涼しい場所に飲み水容器を設置します。

－　休憩中に温かい食事やスナックを食べることができる場合、疲労を軽減するのに役立ちます。医療労働者の場合、労働者が自分で飲み物を準備したり、食べ物を温めたりできるキッチン設備を整えた食事場所または食堂を設定することが勧められます。

－　飲料設備と食事エリアを提供するさまざまな安価な方法があります。職場に適した解決策は、労働者間のグループ討議を行うことで見つけることができます。

－　労働者が異なる席で食事をすることでスペースを共有する場合、50人の労働者について25平方メートルの部屋は、食事場所を設定するのに十分です。

－　壁に明るい色のペンキを塗り、飲料設備や食事場所の近くに緑の植物や花をいくつか設置すると、良い雰囲気が生まれます。

記憶ポイント

医療労働者の飲食用に各職場に適した種類の設備を選択します。これにより、疲労を軽減し、生産性を向上させ、健康状態を改善することができます。

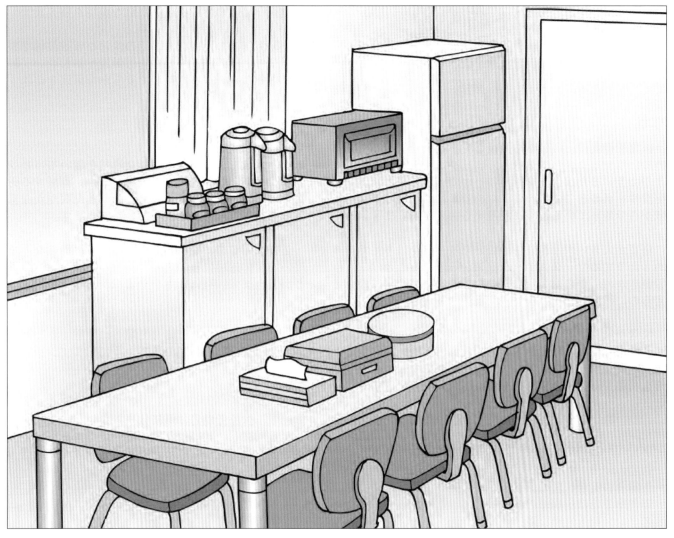

図44. 飲食用の衛生的でリラックスできるスペースを提供します。そのようなスペースが医療労働者に利用可能であることを確認します。

チェックポイント45

リフレッシュできる休憩設備を設置し、また夜勤労働者のためには静穏な仮眠設備を設けます。

なぜ

医療労働者は、疲労から回復して健康を維持するために、リラックスして休息して、リフレッシュすることができ、または飲食を行うことができる独立した休憩設備を必要とします。これらの設備は、医療作業区域から分離しているように設置する必要があります。

騒音が大きいか、汚染されていたり、または多忙であったりするワークステーションから離れることは、労働者が疲労から回復し、継続的な質の高い仕事に備えるのに役立ちます。

快適な家具設備、リフレッシュできる飲料、リラックスした雰囲気は、労働者の休憩設備にとって重要です。適切な換気と緑の植物も同様に必要です。その設備を利用する労働者の意見を反映して設備を配置することにより、休憩効果は向上します。

リスク／症状

・過度の疲労
・労働者の健康状態の低下
・傷害率または疾病率の増加
・ストレス関連性健康障害

どのように

1. 作業区域とは別に休憩コーナーや休憩室を用意し、騒音、粉じん、化学物質、感染性病原体などの有害要因の影響がないようにします。

2. 休憩時間中の休養効果を促進できるように、快適な家具設備とリフレッシュできる雰囲気を提供します。最低限の条件として、テーブルと快適な椅子またはソファ、清潔な飲料水、爽やかな飲みものが必要です。

3. 衛生的なトイレと洗浄設備が休憩設備の近くにあることを確認します。

4. 緑の木を植えて、休憩コーナーや休憩設備の中または周りに花を植えます。壁の絵画やその他の装飾が役立つ場合があります。快適な環境を整えます。

5. 夜勤労働者のために、専用の快適な仮眠設備を整備します。その施設の要件を労働者と話し合い、静かで十分に光を遮った環境で安らかな睡眠を確保するために設備を改善します。

追加のヒント

- その地域で利用できる安価な資材を用いて、リフレッシュできる休憩設備を整備します。利用する労働者の意見を聞くことにより、そうした爽やかな雰囲気を休憩設備内に整えることができます。

- 必要に応じて、建物の外にあるひさし構造などを用いて、休憩用に日陰でくつろげる区域を設けることができます。特に樹木やそよ風がある環境がよいです。

- 休憩設備は、必要に応じて順番に休憩することもある労働者全員が利用できるようにします。

記憶ポイント

休憩中、医療労働者は単に仕事しないだけでなく、疲労から回復し、継続的な質の高い仕事に備えています。医療作業区域から離れた快適な休憩設備は、疲労の軽減に大いに役立ちます。

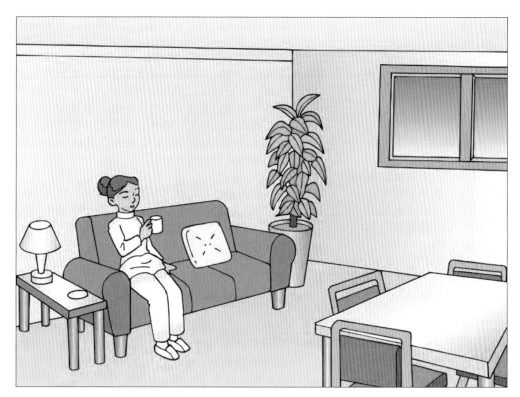

図45a. 作業区域とは別に、快適、衛生的でリフレッシュできる休憩設備は、医療労働者にとって
　　　　不可欠です。

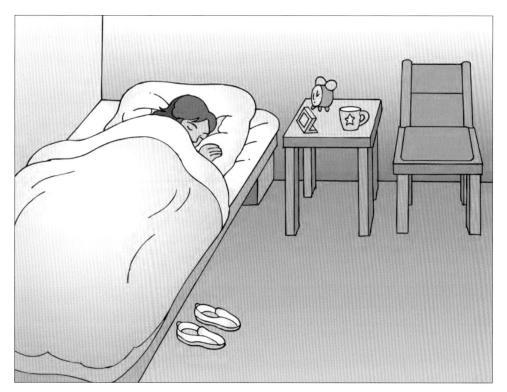

図45b. 仮眠設備は、夜勤労働者が快適な環境と安眠できる安らかな状態を確保するために必要
　　　　です。

チェックポイント46

適切な指示、試着体験およびトレーニングを含めて、個人用保護具が適切に着用され、管理されていることを確認します。

なぜ

個人用保護具（PPE）の適切な使用は、あらゆる形態の医療労働において非常に重要です。医療労働者は、さまざまな種類の安全健康リスクに常にさらされています。PPE の使用を必要とするすべての業務に対して PPE を適切に使用することが重要です。

適切な種類の PPE の選択は、確立されたガイドラインと人を対象とする実際の医療状況での優れた実践経験に基づいて行う必要があります。

さまざまな医療状況で PPE を適切に使用するためには、PPE 試用体験を含む、行動指向のトレーニングが不可欠です。呼吸保護用のマスクの適合確認など、使用する PPE が確実に着用する人に適合しているか確かめることが特に重要です。

リスク / 症状

・重大な負傷または事故
・有害化学物質へのばく露
・感染性病原体へのばく露
・身体的影響の悪化
・難聴
・労働者の健康状態低下

どのように

1. 適切な種類の個人用保護具だけでなく、各医療労働者ごとに適合したタイプとサイズも提供します。たとえば、保護具がきつすぎたり緩すぎたりすると、効果的な保護が得られません。このことは、次のようなすべての種類の PPE に適用されます。
   - 手袋   − 靴またはブーツ
   - 帽子   − ガウンまたはエプロン
   - 目の保護具   − 耳の保護具
   - マスクまたは呼吸用保護具

2. 保護具使用者に職場のリスク要因に関する十分な情報を提供します。適切な種類の PPE を選択するさいに、確立されたガイドラインに対応し、また行

われている作業に適していることを確認します。

3. 保護具の試着体験を含めて、提供された PPE の適切な使用について医療労働者をトレーニングします。適切な呼吸保護に使用されるマスクまたは呼吸用保護具を確実に装着することが特に重要です。労働者は、重篤な感染症、難聴、不妊症、慢性疾患など、PPE の不使用に起因する重大な健康への影響を認識する必要があります。

4. 保護具が提供されている種類の作業で、個々の労働者が PPE を適切に使用しているかどうかを常に調べます。必要に応じて、労働者を再訓練するための特別な訓練時間を設けます。

5. 使用する PPE が適切に保守され、必要に応じて交換されていることを確認します。

追加のヒント

− 保護具の適切な使用と、PPE の不使用による健康への影響に関するマニュアルまたはガイドを配布します。

− PPE の保守責任者を指定します。

− 呼吸保護具が使用されている場合は、十分な数の交換備品を用意し、交換の必要性について労働者に指示します。

記憶ポイント

医療労働者に、必要なときに常に個人用保護具を適切に使用することを納得するように訓練します。これには、個人用保護具試着を含む、十分な情報に基づいたトレーニングが必要です。

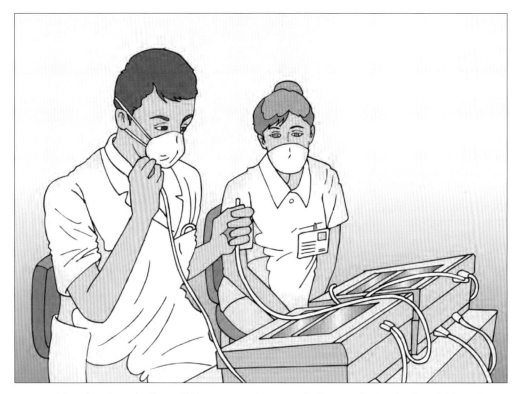

図46a. 例えば、呼吸用保護具の装着テストなどにより、提供された個人用保護具が適切に使用されていることを確認します。

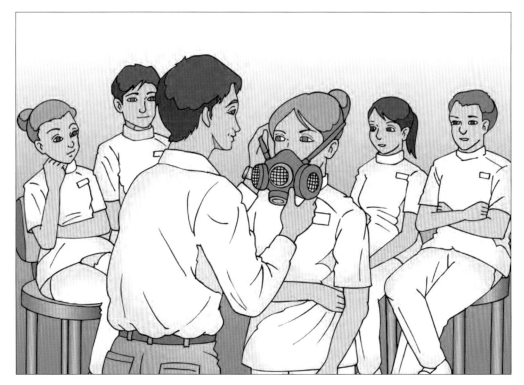

図46b. 個人用保護具の適切な保守と着用が行われていることを確認する責任者を指定し、その責任者を含めて労働者を再教育します。

チェックポイント47

適切な機会に頻回に、非公式または社交的な集まりやレクリエーション活動を開催します。

なぜ

管理者と労働者の間および労働者間の頻繁な非公式のコミュニケーション（個人的な話合いや共同活動など）は、職場における協力を促進します。例には、非公式の会合やパーティー、スポーツイベント、遠足、ボランティア活動が含まれます。

非公式なコミュニケーションは、共通した労働生活上のさまざまな問題に関する話し合いを通じて、相互理解を向上させます。これは明らかに、医療チーム内の人間関係とパートナーシップの発展に役立ちます。

非公式活動を共同して計画したり実施したりすることにより、職場におけるストレスを防ぐのに役立つ親密なコミュニケーションが促進されます。

リスク / 症状

・コミュニケーション不足
・理解不足
・過度の疲労
・心理社会的ストレス
・業務の非効率性

どのように

1. 医療労働者とその管理者の間、また同じチーム内の労働者間の非公式の話し合いを奨励します。勤務時間中および勤務時間外のさまざまな機会に、自由に話し合いできるようにします。

2. 管理者と労働者の協力を得て、さまざまな会合、自発的な訓練の機会、パーティーなどの非公式の集まりを開催します。非公式の人間関係が、共同参加によって進展することができるようにします。必要に応じて、こうした集まりの一部は勤務時間内に開催される場合があります。

3. レクリエーション活動、スポーツイベント、遠足、競技会、その他の文化イベントの開催を奨励します。

4. 非公式の集まりやイベントに関する情報をさまざまな手段で広めます。職場の方針の一環として、非公式な活動の開催が奨励されていることを明確にすることが役立ちます。

追加のヒント

－ 非公式の集まりやイベントに関する情報を配布するために、掲示板を設け、またはウェブサイトを利用できるようにします。

－ 例えば、正式な会議の後、または作業時間の途中などで、管理者と労働者の間、またはチームメンバー間の非公式な話し合いが行える適切な機会を活用します。

記憶ポイント

非公式の集会、パーティー、レクリエーションイベントなど、管理者と労働者の間および労働者間で非公式なコミュニケーションを取り合う機会を提供します。

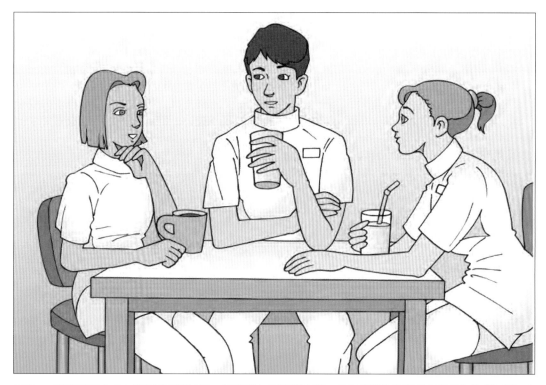

図47a. 勤務時間中および勤務時間外に、管理者と労働者の間、および労働者相互の間で非公式に話し合う機会を提供します。

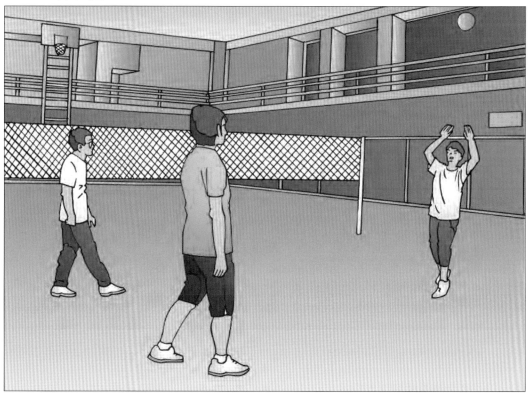

図47b. さまざまな職種の医療労働者が関与する非公式の会合やレクリエーション活動を計画し、開催するよう支援します。

チェックポイント48

会議とトレーニング活動に十分な設備があることを確認します。

なぜ

事故やエラーを防ぎ、作業効率を向上させるために、会議や講習会を開催して、業務と作業手順の目標を共有することが重要です。

医療労働者が会議を催したり研修を受けたりるための良い場所を提供することにより、医療の質を高める上で、また労働者の安全と健康を向上させる上で重要なアイデアを交換し合うことができるようにします。

会議の場とトレーニング時間を利用して、仕事に関連する負傷や疾病を防ぐための対策を話し合うことが重要です。

リスク / 症状

・コミュニケーション不足
・理解不足
・傷害と事故の発生率の上昇
・労働者の健康状態の低下

どのように

1．業務を行う場所の近くに会議とトレーニング活動のための適切な場所を備えます。

2．トレーニングに適した十分な大きさがあり、快適な家具設備があることを確かめます。

3．会議やトレーニングに適した環境を提供します。この開催場所は、聞き取りや話し合いがしやすい低騒音レベルにする必要があります。

4．マイク、ホワイトボード、ビデオ機器、プロジェクターなどのマルチメディア機器とその利用に必要な資源を備えておきます。

追加のヒント

－　労働者のための十分な大きさの会議場所に加えて、短い会議のためのスペースも提供します。

－　会議やトレーニングに十分な施設を設置することが困難な場合は、別の賃貸場所または他の企業との共有施設を利用できないか検討します。

－　関係する労働者が参加してトレーニングのテーマを話し合います。例えば、投薬における患者の安全、新しい機器の取り扱い、針刺し事故防止などです。

記憶ポイント

医療者働者が仕事から離れる時間をとる意義が十分にある重要な会議やトレーニングの場合は、価値のあることが行われると人びとが実感することができる場所で開催する必要があります。

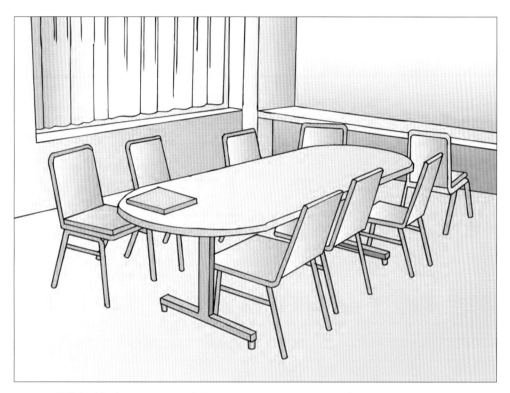

図48a. 労働者が快適に感じるよう十分なスペースと家具を備えた会議場所、トレーニング場所を、
設けます。

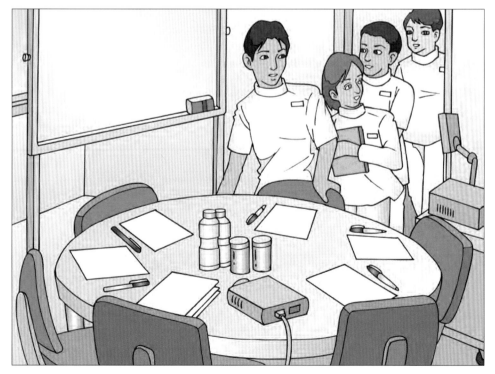

図48a. 会議とトレーニングに必要なマルチメディア機器と設備を備えます。

緊急事態への備え
チェックポイント49-54

チェックポイント49

正しい緊急時の措置、必要設備への容易なアクセス、迅速な避難を確保するために、緊急時計画を定めます。

なぜ

緊急事態はいつでも発生する可能性があります。それに備えるために、職場のすべての医療労働者が、そのような緊急時に何をすべきかを知っている必要があります。

緊急時計画はあらゆる種類の医療職場で不可欠であり、それは適切な緊急時計画によって、緊急事態によって起こり得る結果を最小限に抑えることができるようにするためです。緊急時計画はあらゆる種類の医療職場で不可欠です。しっかりした計画によって重大な災害を防ぐことさえできます。医療労働者は、どのような緊急時にも予定した措置を行うことを優先する必要があります。

人びとが緊急事態に突然に直面したとき、これらの優先措置をすべて思い出すのは容易ではありません。医療労働者は、職場から安全に避難する必要がある場合、事前に指示事項を知らされており、緊急時の行動のためのこれらの優先措置を尊重するよう繰り返し訓練を受けておく必要があります。

リスク / 症状

・誤操作
・コミュニケーション不足
・制御されない緊急事態
・避難の遅れ
・重大な事故または負傷

どのように

1．火災、事故、地震、その他の緊急事態など、潜在的リスクを考慮した適切な緊急時計画を確立します。グループ討議によって隠れたリスクを特定し、潜在的なリスクの性質について合理的な推測を行います。それぞれのタイプの緊急事態で実行する必要があるさまざまな種類の措置を考慮に入れます。

2．緊急時に行う措置と避難手順をすべての関係者がよく知っているようにします。緊急時に行う措置と応急処置に従事する可能性のある人たちを繰り返し訓練します。避難訓練を実施します。

3．また、グループ討議を通じて、各タイプの緊急事態においてどのような優先措置を行うべきかを決めておきます。これらには、緊急時に行う諸措置、医療対象者への支援手順、シャットダウン手順、外部からの支援の呼び出し、応急処置、避難方法が含まれます。この討議には、職場内の監督者、医療労働者、安全衛生担当者が関与していなければなりません。

4．すべての現場配置の救急設備（電話番号のリスト、緊急措置用の機器、救急箱、輸送手段、保護具など）および消火器が明確にマークされ、すぐ利用できる場所に配置されていることを確認します。これらの設備は随時更新しておく必要があります。

5．火災、爆発、有害物質の重大な放出、および転倒ないし物体との衝突などの重傷を起こす重大な事態の潜在的な可能性と予見される結果とを知ることが特に重要です。

追加のヒント

－　安全に避難する方法を知っておくべきすべての人に通知します。

－　避難にさいして支援が必要な人びととの特別な避難の必要性について、すべての医療労働者の間で情報を共有します。

記憶ポイント

職場内のすべての医療労働者が緊急事態にさいして何をすべきか知っていることを確認します。適切な緊急時計画によって、重大な災害を防ぐことができます。

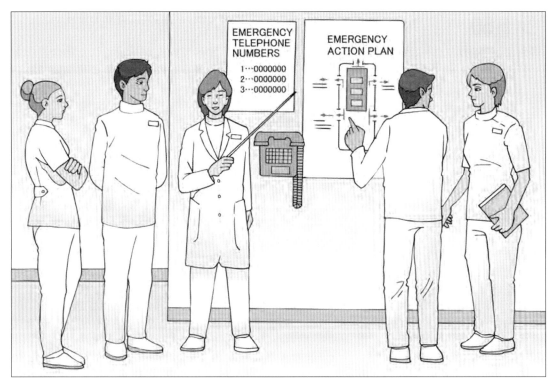

図49a．電話番号、緊急時措置用機器、救急箱と消火器のリストを備えます。

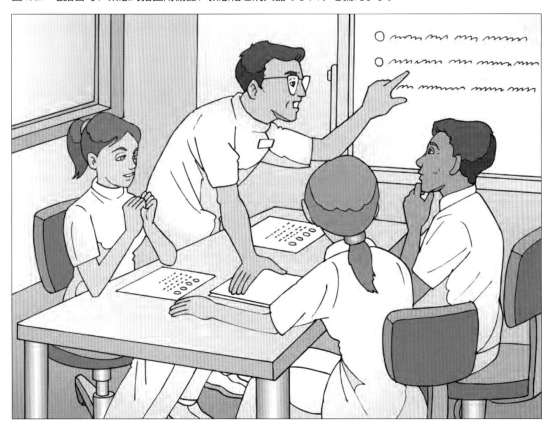

図49b．避難訓練を定期的に実施します。

チェックポイント50

避難経路を表示し、経路に障害物がないようにします。

なぜ

緊急事態が突然発生した場合、職場における避難はすべての人々にとって非常に重要です。避難を含む緊急時行動計画を確立することにより、誰もが何をすべきかと、安全に避難する方法とを知っておく必要があります。

避難に利用できる時間は、確かに災害の性質に依存します。したがって、避難計画はそれぞれの職場の特定のニーズを満たすものでなければなりません。すべての医療労働者、患者、および訪問者は、緊急時の避難方法について事前に指示を受けている必要があります。

避難経路では、常に障害物がないように確保しておくことが重要です。いずれの避難経路も簡単に認識でき、経路に沿って移動するのが容易でなければなりません。まれにしか使用されない場合、そうした要件は無視される傾向があるため、経路上に置かれたり積み上げられたりする資材や機器によって妨害されることがよく起こります。

リスク / 症状

・避難の遅れ
・火災または爆発
・重大な負傷または事故

どのように

1. 各職場において、避難計画を策定し、避難経路を確保し、すべての労働者と患者に緊急時の対処方法を通知しておく必要があります。

2. 避難の助けを必要とする人々を支援する方法についてしっかりした計画を立てます。

3. 各作業区域に少なくとも火災からの出口に至る経路2つを確保します。出口ルート付近で火災が発生する可能性を考慮に入れます。避難経路についての法的要件を確認しておきます。

4. 避難経路には何も配置せず、常に障害物を置かないようにしておく慣行を着実に確立します。

5. 避難計画は、すべての人が指定された集合場所までスムーズに移動する必要があることを明確に示さなければなりません。

避難手順：

（1）各監督者は、担当区域のすべての労働者の安全な避難について責任を負います。各監督者は、緊急事態を引き起こす可能性のある火災または事故を報告するよう労働者に要請しておく必要があります。

（2）担当監督者は次のことを行う必要があります。（a）最も安全な経路による避難を指示します。（b）すべての労働者が担当部門／事業場を去ったことを確認します。（c）指定された集合区域に移動します。（d）人数を確認します。（e）主任監督者および緊急サービスからのすべての指示に従います。

（3）監督者は、指示があるまで誰も事業場の建物に戻らないことを確認する必要があります。

（避難手順には次の事項も含まれます：緊急サービスへの連絡（消防隊など）、建物を避難するための音声アナウンス、事前に決められた管理ポイントへのスタッフの派遣、すべての機器を「現状のまま」にすること、および最後の人を確認して建物を閉鎖すること。）

追加のヒント

－ 避難計画には、指定された集合区域を含む敷地に関する計画を常に含める必要があります。

－ すべての人の安全が確認され、職場のある敷地が安全であると宣言され、そのような緊急時に誰も集合場所を離れないでいることが確認されるまで、人々は職場に戻るべきではありません。

記憶ポイント

避難経路が常に障害物のない状態に保たれ、適切に表示されていることを確認します。適切な避難計画を作成し、安全に避難する方法をすべての人に周知します。

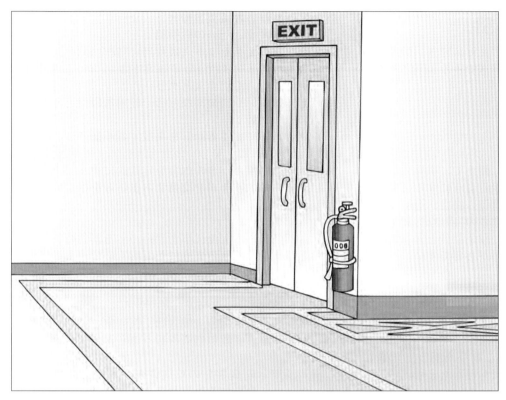

図50a. 避難経路を定め、障害物がない状態に保ちます。

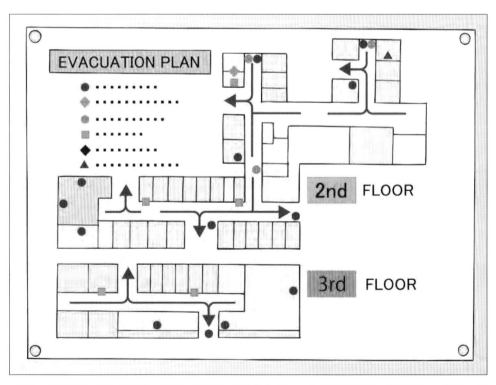

図50b. 緊急時に安全で迅速な避難が確実に行えるように、作業区域の壁に避難計画と経路を掲示します。

チェックポイント51

　職場内の救急設備に容易にアクセスでき、緊急時の初期診療を行える施設にすぐ移送できるようにしておきます。

なぜ

　負傷者や体調不良の労働者に備えて、職場で救急設備を整備していつでも利用できるようにする必要があります。職場内の事故による負傷の場合、適切で迅速な治療が不可欠です。医療労働者の良好な労働条件を整えるには、十分に準備された救急設備と緊急時の初期診療をすぐ利用できることとが必要です。

　救急処置を行える有資格者を訓練し、職場内の負傷者を搬送する準備を整えておくことが不可欠です。

　緊急時の初期診療を行える施設は、突然の負傷の治療の遅れを防ぎ、また一般的な疾病を患う労働者にとって治療の遅れを避けるのにも役立ちます。

リスク / 症状

・重大な負傷または事故
・治療の遅れ
・制御されない緊急事態
・負傷の悪化

どのように

1．救急処置キットは、作業場所の近くに明確にマークを付けて配置しておく必要があります。緊急時に簡単にアクセスできる必要があります。

2．訓練を受けた救急要員の名前を救急処置キットの近くにリスト表示しておくと便利です。すべての勤務帯ごとに救急措置について訓練を受けて勤務についている労働者を特定しておきます。資格のある講師によるリフレッシュ研修を計画して実施していきます。

3．救急処置キットとして、防じんおよび防水した救急箱内に清潔で適切な救急用品が入っていることを確認します。典型的な基本品目は次の通りです。
・個別に包まれた医療用滅菌ガーゼ。
・滅菌包帯、圧迫包帯、包帯（ガーゼパッド）と吊り包帯。

・火傷のための滅菌被覆材；
・傷を洗浄するための脱脂綿；
・はさみ、ピンセット（破片用）、安全ピン。
・アイバスとアイウォッシュボトル。
・すぐに使える消毒液とクリーム。
・アスピリンや制酸剤などの一般用市販薬と無菌プラスチック袋；
・救急処置に関する助言を掲載する小冊子。

4．救急処置キットの内容を定期的にチェックし、使用済みのアイテムを交換する責任者を指定する必要があります。

5．資格のある医療従事者が担当する緊急時初期診療を常に受診できるようにしておく必要があります。

追加のヒント

－　資格のある医療労働者は、医療室で救急処置キットを使用して救急処置を行うことができます。

－　誤用と疾病併発の可能性があるため、救急処置キットに含まれる医薬品の整備には特に注意が必要です。

－　救急処置キットの横に記録ノートを用意して、インシデントや事故の詳細を記録します。

－　緊急時計画には、救急車両が重病または負傷者を移送する場所に安全に移動する方法が含まれている必要があります。

記憶ポイント

　よく整備された救急処置キットは、緊急時の労働者の治療に役立ちます。深刻な場合に、近くの診療施設または病院にすぐ移送する方法を準備しておくことが重要です。

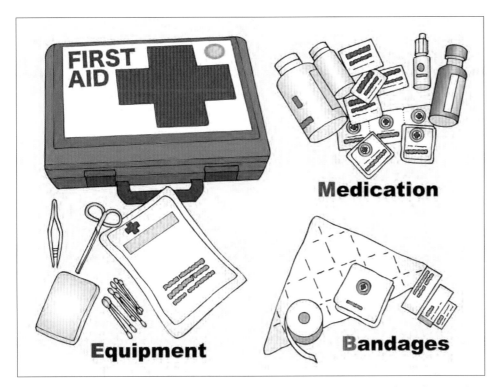

図51a．救急処置キットは、作業区域の近くに明確に表示して配置しておく必要があります。

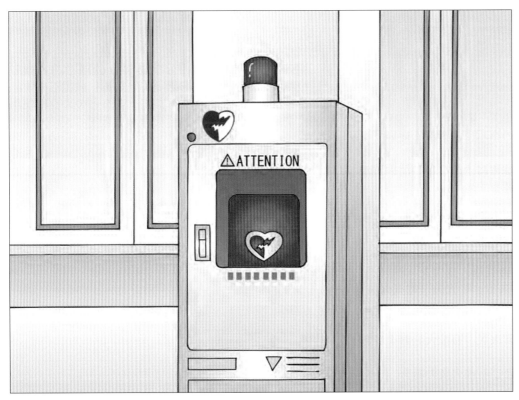

図51a．救急救命用具はすぐ分かりやすい位置に設置し、目につきやすいように表示します。

チェックポイント52

容易に手のとどくところに十分な数の消火器を備え、労働者がそれらの使用方法を知っていることを確認します。

なぜ

火災はいつでも発生する可能性があります。最も重要な防火対策のなかでも、小火災の早期発見と携帯式消火器の使用が絶対必要です。明確なラベルを付した指定場所に消火器を設置しておくことにより、大規模火災のリスクを大幅に減らすことができます。この場合、携帯用消火器は火災の初期消火にのみ有効です。

職場に適切に配分された位置に十分な数の消火器を設置しておく必要があります。いずれもすぐ手のとどくところにおかれ、できるだけ早く使用する必要があります。さらに、緊急時に火災が発生した場合に消火器を使用する方法を労働者がよく知っているようにしておくことが重要です。

リスク / 症状

・大規模火災
・有害化学物質へのばく露
・重大な負傷または事故
・避難の遅れ

どのように

1. 火災予防法規と消防署の指示に注意深く従います。

2. 各作業区域内の適切な位置に十分な数の消火器が配置されていることを確認します。

3. 適切なタイプの携帯用消火器を選択し、職場内に設置しておきます。適切な等級とタイプの消火器を備えておかなければなりません（例：A火災（普通火災用）−通常の可燃性物質用、B火災（油火災）用−引火性液体またはガス用、C火災（電気火災）用−電気設備の火災用）。
  − 水消火器：普通の火災の場合。
  − 多目的粉末消火器：通常火災、石油火災および電気火災の場合。
  − 泡消火器：通常火災および石油火災の場合。

4. すべての職場から約20メートル以内に消火器を明確な表示付きで配置します。消火器がよく見えるように、多くの場合、壁装材のない壁にそれらを配置することが勧められます。

5. 医療労働者は、消火器の使用方法について訓練を受けていなければなりません。通常、消火器を使用するには、安全栓に指を掛けて上に引き抜き、ホースをはずして火元に向け、消火器を垂直に保ちながらレバーを強く握り、火が出ている場所を覆うように消火剤を放射します。

6. 特に有効期限を確認することにより、消火器を頻繁に点検します。安全栓、ノズル、表示板に損傷がないこと、また消火器が紛失したり破損したりしていないことを確認します。

追加のヒント

− すべての医療労働者が消火器の適切な使用方法を知っていることを定期的に確認します。

− 消防訓練を計画し、定期的に実施して緊急時の行動計画について試しておく必要があります。この計画は、消火手順や避難を含めすべての人々に周知されていなければなりません。

記憶ポイント

明確な表示の付いた十分な数の消火器を保守点検し、医療職場内で容易に手のとどくところに設置します。緊急時行動計画の一部として消火器をどのように使用するかについて医療労働者を訓練します。

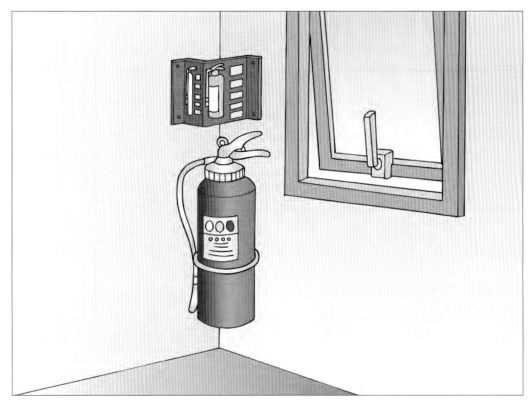

図52a．作業区域の近くの明確に指定された場所に十分な数の消火器を備えます。

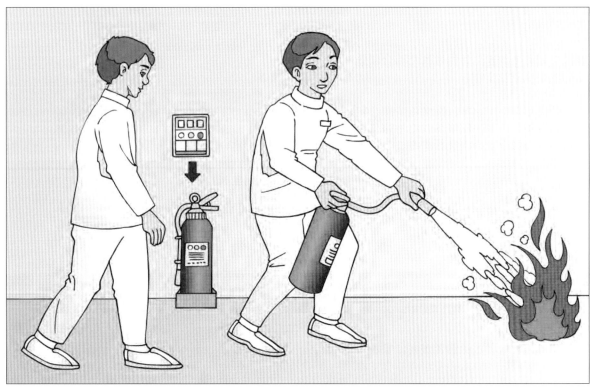

図52b．必要な保守点検を含めた消火器の適切な使用法について、労働者に定期的に訓練を実施します。

チェックポイント53

　職場の安全を向上させるために、事故の記録を保管し、重要なインシデントに関する情報を収集します。

なぜ

　職場内の危害要因とリスクを特定するには、事故の記録を保持し、重要なインシデント（事故につながりかねない医療行為を未然に防げた例や、結果的に患者に傷害や不利益を及ぼさなかった事象）に関する情報を収集することが重要です。医療労働者は、職場のリスクを軽減するための予防手段を確認して実施するのに最適な立場にあります。

　リスクマネジメント責任の一環として重要なインシデントに関する情報に継続して注意を払うことにより、事故の削減に寄与できます。

リスク / 症状

・コミュニケーション不足
・事故率の増加
・重大な負傷または事故

どのように

1．事故報告書式を定めておき、報告された場合に適切に保管する方法を検討します。

2．各職場から重要なインシデントに関する情報を定期的かつ継続的に収集します。収集された情報について、実際的な活用方法を定め、実行することが重要です。

3．重要なインシデントや分析を行った結果など、収集された情報をすべての労働者に周知します。

追加のヒント

－　事故報告書は、シンプルな書式で医療労働者が容易に作成できるものでなければなりません。他の施設からも有用な情報を入手することができます。

－　収集された情報は、管理者と労働者が共に参加して討議し、リスクの評価に用いる必要があります。

－　リスクについての情報の収集と分析を行うだけで

なく、リスクを軽減するための予防手段を実施することが重要です。

記憶ポイント

　持続可能なシステムとして、事故やインシデントに関する情報を収集する手順を確立するためには、段階的に進めていくことが重要です。まず、事故やインシデントに関する情報を効果的に収集する方法を確立します。次に、収集された記録について、より適切な利用法を決めます。そして、医療労働における安全確保に役立つ実際的な改善策を実施していきます。

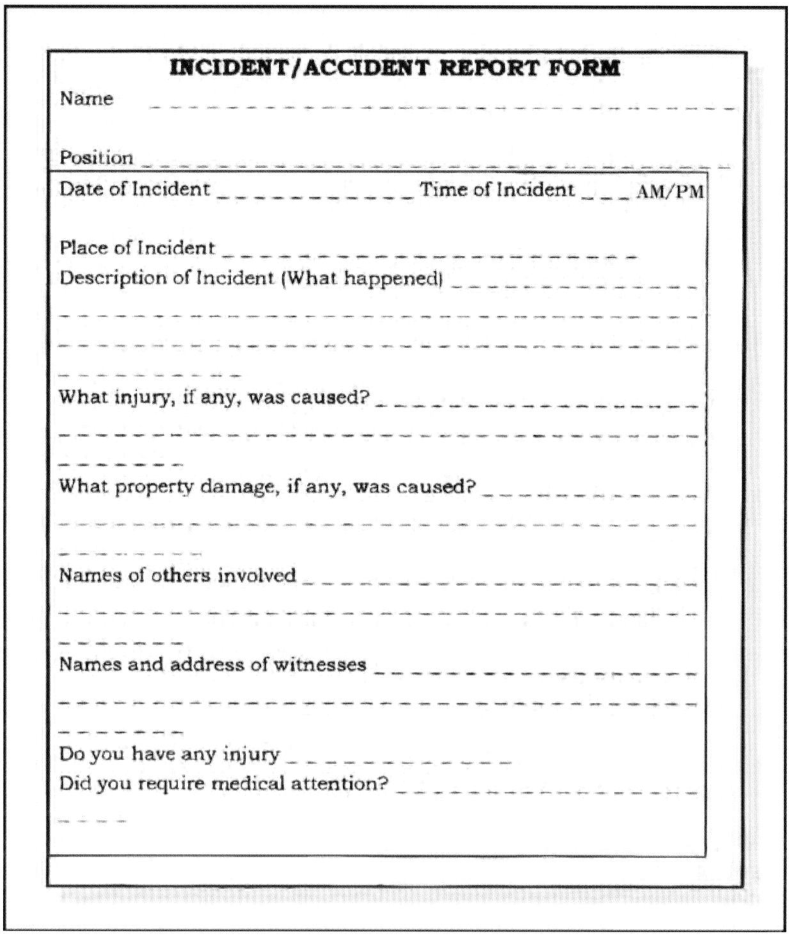

INCIDENT/ACCIDENT REPORT FORM

Name _

Position _

Date of Incident _ _ _ _ _ _ _ _ _ _ Time of Incident _ _ _ AM/PM

Place of Incident _ _ _ _ _ _ _ _ _ _ _ _ _ _ _ _ _ _ _

Description of Incident (What happened) _ _ _ _ _ _ _ _ _ _ _ _

_ _

_ _

_ _ _ _ _ _ _ _

What injury, if any, was caused? _ _ _ _ _ _ _ _ _ _ _ _ _ _ _ _

_ _

_ _ _ _ _ _ _ _

What property damage, if any, was caused? _ _ _ _ _ _ _ _ _ _ _

_ _

_ _ _ _ _ _ _ _

Names of others involved _ _ _ _ _ _ _ _ _ _ _ _ _ _ _ _ _ _ _

_ _

_ _ _ _ _ _ _ _

Names and address of witnesses _ _ _ _ _ _ _ _ _ _ _ _ _ _ _ _

_ _

_ _ _ _ _ _ _ _

Do you have any injury _ _ _ _ _ _ _ _ _ _ _ _

Did you require medical attention? _ _ _ _ _ _ _ _ _ _ _ _ _ _ _ _

_ _ _ _ _ _

図53a． シンプルなインシデント報告書／事故報告書を提供します。

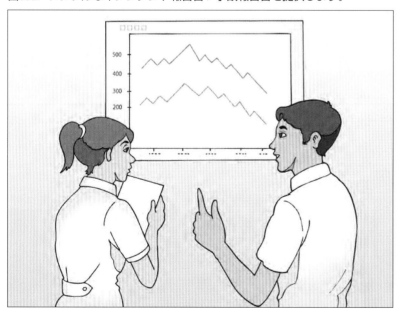

図53b． 重要なインシデントと分析結果などの重要な情報をすべての労働者
で共有します。

チェックポイント54

管理者と労働者の間のコミュニケーションと相互支援を行いやすくする環境を促進し、また労働者の健康に関するカウンセリング窓口を設けます。

なぜ

医療労働者は通常チームで働いており、他のチームメンバーが何をしているか、何を考えているのか、そしてどのように互いに協力できるのかを知ることが重要です。

コミュニケーションの不足は、しばしば業務の遅れやサービスの質の低下につながり、エラーや事故にさえつながります。

患者の安全を確保することについてのコミュニケーションでは、医療労働全体を通じて、適切な手順に従うことがとても重要です。

医療労働では、しばしば割り当てられた業務を遂行するのに忙しく、他の人から孤立する傾向があります。したがって、コミュニケーションと相互支援を促進するための具体的な機会を設け、日常業務に組み込んでおく必要があります。

リスク / 症状

・コミュニケーション不足
・過度の疲労
・心理社会的ストレス
・作業の効率低下

どのように

1．作業チームまたは分担する部署のメンバーが随時コミュニケーションをとる十分な機会を持てるように、作業手順を調整します。うちとけた会話を奨励します。完全に単独で行う作業はできる限り避けます。

2．必要に応じて、各勤務直の前に短時間のミーティングを開催し、業務についての指示を受け、その日の作業計画について話し合い、そして質疑応答の時間をとります。

3．各チームの全メンバーと患者が参加して、患者の安全を向上させる対策について協議します。協議の結果に基づいて、必要な場合は、医療の手順を変更します。

4．日常業務の中で労働者を訓練し再訓練するための十分な機会を設けます。これにより、コミュニケーションと相互支援が向上します。

追加のヒント

－　ニュースレター、リーフレット、更新された指示、ポスター、時折の口頭プレゼンテーションなどのさまざまな手段を使用して、コミュニケーションの機会を増やします。

－　更衣室、休憩所、飲料設備、食事場所を共同で使用して、労働者が互いに話し合う機会を増やします。

－　複数のスキルを習得する可能性を提供し、時折の職務ローテーションを奨励します。これにより、コミュニケーションが促進され、相互に支援し合う雰囲気が育成されます。

記憶ポイント

労働者間のコミュニケーション機会を増やします。これにより、チームとして働くための労働者の認識が高まり、業務の質と効率の向上につながります。

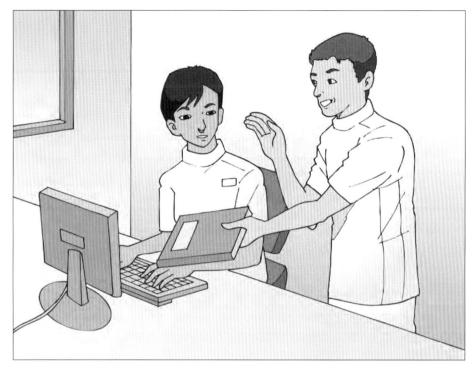

図54a. 労働者が互いにコミュニケーションを取り合い、共同で作業についての問題を解決するのに十分な機会を提供します。

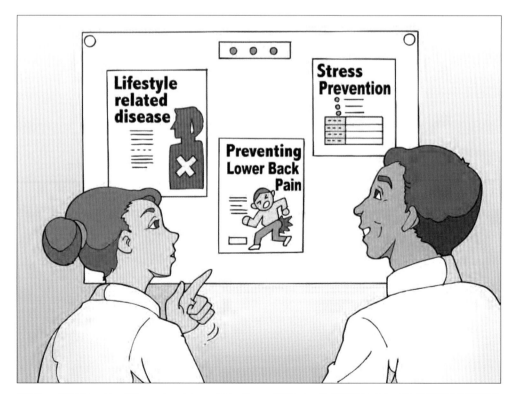

図54b. 掲示板、リーフレット、ニュースレター、電子メールを活用して、すべての労働者に必要な情報を提供します。

作業組織と患者の安全
チェックポイント55-60

チェックポイント55

作業開始前に短時間のミーティングを開いて、共同で業務割り当てを計画し、管理者と労働者間のコミュニケーションと相互支援の雰囲気とを促進します。

なぜ

さまざまな背景と経験をもつ医療労働者には、多様な医療業務が割り当てられます。毎日の作業を開始する前に、短時間ミーティングを開催し、その日に行う各種の業務を再確認し、適切に調整することが重要です。

このミーティングは、労働者が日々の作業負荷を共有し、特定の労働者に過大な負荷が及ぶことを回避するのに役立ちます。このようなミーティングを通して、過度の疲労とストレスを防ぐことができます。

短時間のミーティングでその日の作業を計画することを日常的に行うことにより、チームワークの調整とチームメンバー間の良好な協力を実現できます。

リスク / 症状

・コミュニケーション不足
・過度の疲労
・心理社会的ストレス
・作業の効率低下

どのように

1. 作業開始の前に短時間のミーティングを開くことにより、過度の疲労やストレスにつながる可能性のある毎日の作業量と手順を点検します。作業負荷と手順が、労働者のスキルと日々の負担に関して適切かどうかを調べます。業務運営の問題点や職場の安全と健康についての話し合いを毎日行うようにします。

2. 短時間のミーティングにはすべての労働者が参加するようにし、その日の作業の円滑な実施に関連する情報交換を一緒に行います。

3. 新規または非定型の作業が予定されている場合は、1）作業の速さ、2）作業の順序と場所、3）作業の共有方法について互いに相談します。事前に問題点を話し合っておくようにします。

4. 毎日の業務割り当て計画がすべての労働者に知られていることを確認します。特定の労働者の負荷が過度にならないように、毎日の業務を調整します。

5. 毎日の作業中に、労働者をトレーニングし、また再トレーニングする適切な機会を設けます。このことにより、コミュニケーションと相互協力が改善します。

追加のヒント

－ 作業の割り当てを調整する場合、労働者に影響を与える業務遂行上の問題点を知ることが常に役立ちます。問題点を事前に解決できるように、関係する労働者からそうした問題点に関する情報を収集します。

－ 毎日の作業内容を説明するミーティングに加えて、労働者と監督者を含む定期的な会議で業務割り当てについて話し合います。小グループに分かれての討議は、作業を行うさいの問題点を自由に話し合うのに役立ちます。

－ 同様の問題点を解決した経験があるシニア労働者のアドバイスを求めます。

－ コミュニケーションの機会を増やすために、ニュースレター、リーフレット、指示書、ポスター、そのときどきに口頭の説明などのさまざまな手段を用います。

記憶ポイント

毎日の短時間ミーティングで業務遂行上の問題点について明確かつ自由に話し合い、労働者と監督者双方の適切な作業割り当てを調整します。これにより、毎日の作業が快適で効率的になり、特定の労働者の過度の疲労を避けることができます。

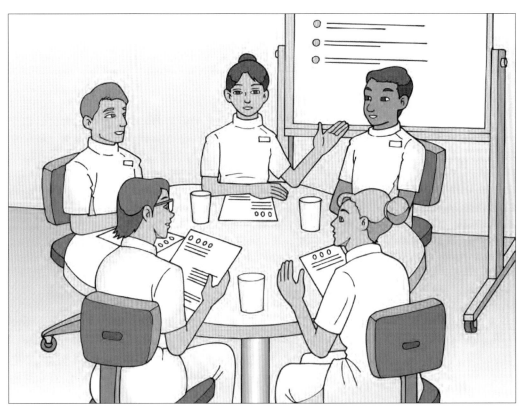

図55a. 作業前に短時間のミーティングを開き、業務割り当てが適切で、過度の作業負荷がないことを確認します。

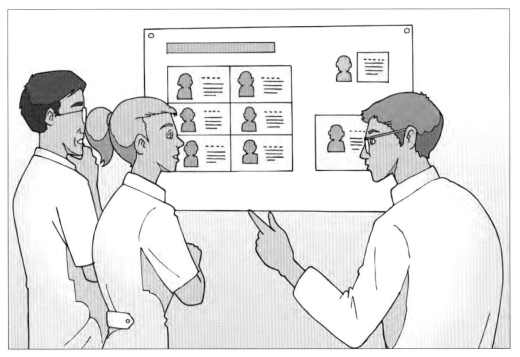

図55b. 新規または非定型の業務については、誰が、どこで、どのくらいの速さで、どのような順序で作業を行うかを事前に話し合います。

チェックポイント56

過長な労働時間を避け、十分な休養時間と適切な休憩時間を確保して、勤務スケジュールを調整します。

なぜ

不適切な勤務スケジュールや長時間労働は、過度の疲労を引き起こすことがあります。医療労働はたやすく中断することができないことから、筋骨格系、心血管系の障害または精神疾患などの疲労関連健康障害を防ぐために、作業スケジュールの適切な計画が非常に重要です。こうした状況を回避するには、勤務間に、また休憩時間として、一定の間隔で十分な勤務間隔時間を確保するように勤務スケジュールを調整することが重要です。

休憩時間が不十分であったり、過長時間労働したりすることにより、事故の可能性が高まります。同時に、作業の効率と質が低下します。

過度の疲労は、毎日の勤務中に数時間の間隔で頻繁に短い休憩を取ることによって防ぐことができます。さらに、週末の休日と年次有給休暇を、疲労回復のために適切に取得する必要があります。

リスク / 症状

・過度の疲労
・筋骨格系障害
・心血管系障害
・心理社会的問題
・事故
・作業の効率低下

どのように

1. 勤務時間制度を改善するために実施できる改善策を特定します。労働者またはその代表者が参加するグループ討議を行うと役立ちます。

2. 勤務時間制度を変更するにはさまざまな方法があります。次の改善策を考慮して、勤務時間を適切に調整します。
・始業 / 終業時刻の変更
・勤務間の十分な間隔期間（11時間以上）
・休憩時間の挿入
・休日の定期的な割り当て

・フレックスタイム制または勤務時間を可変にする制度
・適切な交代制勤務制度
・パートタイム勤務の採用
・ワークシェアリング

3. 経営上の要件と労働者の優先条件の両方に対応する方策を知ることにより、可能な改善案を比較します。次に、具体的な計画に同意します。

4. 新しい取り決めを導入するときは、労働者からフィードバックを得る必要があります。労働者と管理者の間の十分な情報交換に基づく合意が不可欠です。実施前の労使協議は常に不可欠であり、通例は、さらなる調整が必要です。

追加のヒント

－ 経営上の要件（営業時間、人員配置上の要件、医療計画）と労働者の優先事項（労働時間変更、休日、週末、家族責任などの）の両方を適切に考慮する必要があります。これらの事項についての慎重な計画が必要です。

－ 多くの場合、関係する労働者を含む勤務制度計画チームを編成すると便利です。提示された実際的な勤務制度案は、さらなる協議の基礎として活用できます。

－ 通常、新しい勤務時間制度の取り決めは試験的に導入することが望ましいです。新しい取り決めについては、勤務スケジュールの最終変更を確定する前に、管理者と労働者の両方による共同評価を行うべききです。

記憶ポイント

不適切な勤務スケジュールは、労働生活に深刻な影響を及ぼします。関係する労働者と事前に協議することにより、経営要件と労働者の優先事項の双方を満たす、より良い結果が得られます。

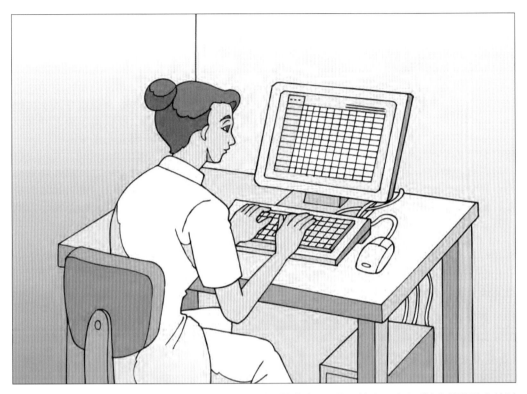

図56a. 労働時間、勤務間隔時間、休憩、休日など、勤務時間の取り決めのさまざまな選択肢を検討します。

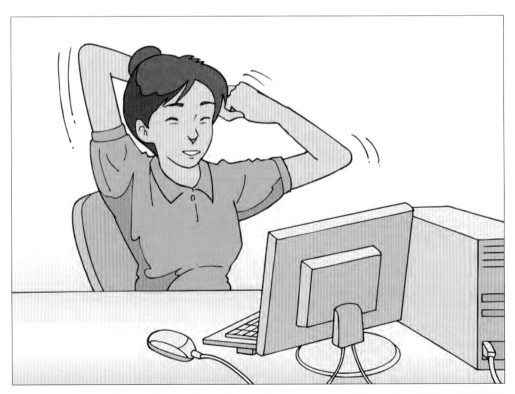

図56b. 少なくとも数時間の間隔で頻繁に短い休憩をとることが、過度の疲労や健康上の問題を避けるのに役立ちます。

チェックポイント57

　障害をもつ労働者に施設、設備、作業方法を適合させ、安全かつ効率的に業務を行えるようにします。

なぜ

　障害をもつ労働者は、医療におけるすべての重要な業務を共同分担しています。彼らは、他の労働者と比べて身体的および精神的能力が異なり、職場の取り決めと適切なサポートについて特定の変更を必要とすることがよくあります。

　障害をもつ労働者が業務を遂行し、作業中に直面する問題点を解決するために十分な実務経験を得られるように、十分なガイダンスと支援を提供することが重要です。

　障害をもつ労働者の職場リスクを防ぐために、作業設備と関連施設にどのような変更を導入し、彼らのニーズに合わせて作業課題と環境をどのように調整するべきかをそれらの労働者と話し合う必要があります。職場内のリスクに対処するためには、オンザジョブトレーニングが行われなければなりません。

　障害をもつ労働者が作業実績を向上するための最良の方法は、経験豊富な労働者が障害をもつ労働者を指導して支援することです。障害をもつ労働者と経験豊富な労働者との良好なコミュニケーションを通して、より良いチームワークの雰囲気を醸成することができます。

リスク / 症状

・傷害率の増加
・ストレス関連性健康障害
・コミュニケーション不足
・理解不足
・労働者の健康状態低下

どのように

1．障害をもつ労働者が新たに職場に配属された場合、彼らの作業課題、機器、設備がどのように整備されているかをこれらの労働者と話し合い、作業システムや支援策を含む適切なオンザジョブトレーニングを実施します。

2．チームワークについての取り決めと各自の作業経験を検討して、障害をもつ労働者に適切な作業負荷を割り当てます。

3．障害をもつ労働者の知識、スキル、適性を考慮して、障害をもつ労働者の職場の安全健康リスクに関して、確認します。必要なリスク低減手段とリスク管理のためのトレーニングを導入します。

4．障害をもつ労働者を支援するために、経験豊富な労働者を割り当てます。経験豊富な労働者は障害をもつ労働者と毎日連絡を取り合い、直面している問題点を解決するのを支援するべきです。

5．障害をもつ労働者が作業ペースを調整できるように、フレキシブルな勤務時間制度を設定します。

6．作業のすべての側面を定期的にチェックして、作業負荷が障害をもつ労働者の能力を超えないようにします。

追加のヒント

－　障害をもつ労働者が他の労働者や監督者と容易に相談できる雰囲気を作ります。問題点に対する適切な解決策が見つかるように、グループ討議を行います。

－　障害をもつ労働者のための職場環境条件を変更する良い例から学びます。

－　障害をもつ労働者との定期的な協議が不可欠です。他の同僚も協議に参加する必要があります。

記憶ポイント

　障害をもつ労働者に必要な職場の変更を導入し、職場における安全健康リスクを最小限に抑え、オンザジョブトレーニングを実施します。これらの点について問題が深刻になる前に、経験豊富な労働者が障害をもつ労働者を支援する必要があります。

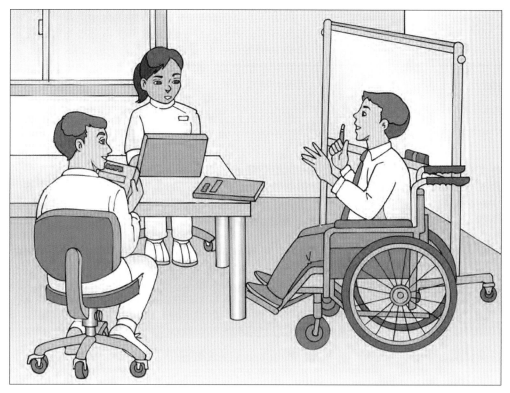

図57a. 障害をもつ労働者と、医療労働の実行、作業割り当て、リスク管理に必要な支援について
話し合います。

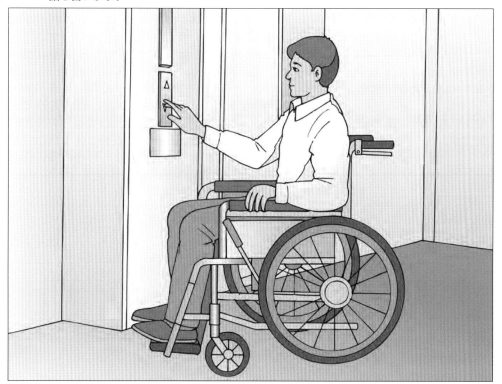

図57b. 障害をもつ労働者が作業を行い、安全に移動できるように、作業機器と設備の変更を導
入します。

チェックポイント58

管理者と労働者の協力によって、労働ストレス予防のための実践的な対策を計画して実施し、これらの対策に関するトレーニングを組織します。

なぜ

通常、医療労働には、さまざまな一連の順序で実行される多種多様な業務が含まれます。これらの業務には、組織化されたチームワークが必要です。労働によるストレスを防ぐには、作業を個々に組織する方法、また各チーム内で組織化して行う方法を改善する必要があります。

作業による過度のストレスは、しばしば、過大な作業要求、外的な要因によりもたらされる作業ペース、良好でない人間関係、または社会的支援の欠如に起因します。適切に計画されたチームワークと良好なコミュニケーションによって、作業によるストレスを防ぐことができます。

チームワークとコミュニケーションを改善するために行われる経営者と労働者双方のトレーニングは、ストレス低減のための有意義な対策を計画し実施するのに大いに役立ちます。

また医療労働者は、患者や訪問者からの言葉による暴力、身体的暴力の犠牲者となるリスクが大きいです。

これらの暴力事態を予防し、発生時に対処するための手順を確立しておくことが大切です。

リスク／症状

・過度の疲労
・コミュニケーション不足
・過度の身体的または精神的負負担
・ストレス関連性健康障害
・欠勤率の増加

どのように

1. 同じ職場内または同様の職場における良い事例から、職場ストレスを軽減するための実際的な対策を学びます。ストレス軽減に役立つ複数の側面を考慮に入れます。

2. 職場ストレスを軽減できる対策を小グループで話し合って、チームワークを改善するとともに、作業負荷を軽減し、作業環境を改善し、コミュニケーションを増やし、相互支援を促進することができる実行可能な対策を選択します。

3. 選択された実践的な対策を段階的に実施し、共同でその効果を確認します。

4. 医療職場で起こるハラスメントと暴力の個別事例に対処する手順を確立します。この手順には、対応措置、報告制度、チームワーク、他の施設および行政機関との協力、暴力事態の評価が含まれます。

5. ストレス緩和のための良い事例と実施可能な対策について、管理者と労働者向けのトレーニング講習会を開催します。

追加のヒント

－ 職場ストレスを軽減できる、シンプルで低コストの改善策を学びます。このような単純な対策を最初に計画して実施し、それをもとに次に進むことが常に役立ちます。

－ 実施可能な改善点を特定するさいに広い視点を維持します。ストレス軽減の複数の側面を見ていくと、いくつかの実際的な対策を特定するのが容易になります。

－ 典型的なストレス軽減対策には、短時間のミーティング、共同して行う作業割り当て、短い休憩の挿入、資材の保管と取り扱いの改善、すぐれたワークステーション設計、照明と換気、休憩設備、社会的支援の拡充が含まれます。

記憶ポイント

良い事例から複数の側面で作業ストレスを軽減するための実施可能な対策を学び、段階的にそれらのいくつかを計画して実施していくために協力します。

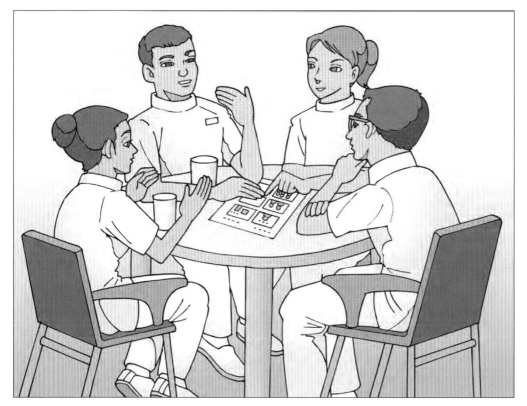

図58a. 職場ストレスを軽減するためにすぐに実施できる実践的な対策を小グループで話し合います。
　　　 良い例によって示されているストレス軽減の複数の側面を考慮に入れます。

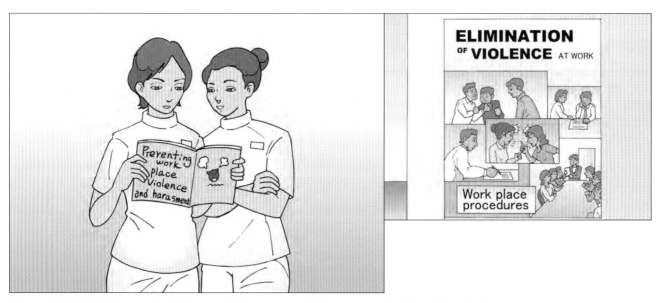

図58b. 講習会を開催して、良い例をもとに仕事のストレスを減らすための実際的な対策を学びます。

チェックポイント59

医療サービスの安全向上と、医療労働者、管理者、患者が協力して実施する患者のための安全文化を推進します。

なぜ

患者の安全は、医療施設における医療労働のすべての側面における世界的な関心事であり、また公衆衛生上の重要な問題点です。患者の約10％が安全を阻害する事象の影響を受けていることが報告されています。これらのケースの大部分は、整備された組織活動、適切なトレーニング、適切に設計された機器と設備、および安全文化を奨励する経営陣の方針確立によって防ぐことができます。

患者の安全は医療労働の基本的な要素であり、医療スタッフ全員だけでなく、患者ら自身も関与する必要があります。スタッフ間およびスタッフと患者間の良好なコミュニケーション、安全な設備と機器、および互いに支え合う雰囲気づくりが特に重要です。

リスク / 症状

・診断エラー
・投薬エラー
・コミュニケーションエラー
・患者への危害
・感染症と敗血症リスク

どのように

1. 提供される医療サービスのすべての側面におけるリスクの予防と検出に関する明確な基本ポリシーを確立し、すべての医療労働者、患者、訪問者に明示します。これには、患者と家族の関与に関するポリシーが含まれます。

2. 安全な手順が確立され、必要な患者の協力を得てすべての医療労働者が順守していることを確認します。安全文化と経営陣サポートの進捗状況を定期的に確認します。

3. 患者のリスクに関連する事故およびインシデントの報告手順を再確認します。報告手順を通じて得られた知識が日常の業務に反映されていることを確認します。

4. 患者の同定、検体の採取、投薬、医療関連コミュニケーションなどにおけるエラーを起こす可能性について、現行の作業手順を調べます。可能性のあるエラーを回避するために必要な措置を実施します。

5. 患者の安全に関する良好実践と必要な改善とについて定期的に話し合います。

6. 安全な手順について医療労働者と患者を訓練するための年間計画を毎年作成します。トレーニング活動の結果を定期的に点検し評価します。

追加のヒント

- 関与する医療労働者が参加して行う監査を促進し、患者の安全を確保するために必要な措置を講じます

- 作業スペース、日常の実践、実際の作業内容についての必要な改善点について話し合います。経営陣のサポートを得ながら、労働者と合意した内容で、必要な措置を講じます。

記憶ポイント

医療労働者、経営陣と患者が参加して、患者の安全に関する現状を再確認し、必要に応じて医療手順および設備を改善します。

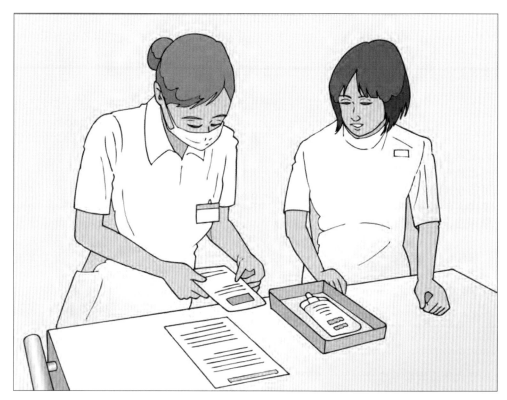

図59a. 投薬と患者の同定のさいに、ダブルチェックを常に行います。

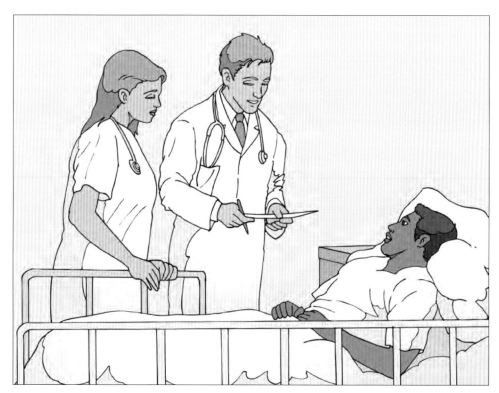

図59b. 患者と信頼し合うコミュニケーションを保つ良好実践を促進し、それに習ってコミュニ
ケーションを図るようにします。

チェックポイント60

現地の状況で実施可能な良い実践から学ぶことにより、参加型の職場改善を実施します。

なぜ

多くの職場の改善策が、自分の職場で、また他のさまざまな職場で行われています。これらの良い事例群は、同様の医療労働状況で実施可能な種類の改善策がさまざまにあることを表しています。これらの良い事例から、職場を改善する方法を学ぶことができます。

職場のさまざまな問題を一度に解決することはできません。段階的な進め方が常に必要です。それぞれの働く現場の条件で行われた良い事例は、現場の条件でそうした改善を実施することができ、また目に見える利益がもたらされることについて、良い指針となります。

医療労働は行われる場所によって大きく異なりますが、改善策のタイプは非常に似ています。より良い、またより安全な作業につながる多くの良い事例から学ぶことが役立ちます。

リスク / 症状

・コミュニケーション不足
・医療労働の質の低下
・消極的な態度
・傷害や疾病率の増加
・職場改善の欠如

どのように

1．自分たちの職場をチェックし、改善された作業方法や安全で健康的な状態を示す良い事例をリストアップします。これらの改善策がどのように行われているかを調べます。シンプルで低コストの改善策が特に重要です。

2．他の医療職場を訪れ、良い事例から学ぶとともに、良い医療実践を示すマニュアルを参考にします。

3．同僚の労働者たちと実施可能な改善策について話し合います。すぐにできる改善策を提案することに力点をおきます。

4．良い事例から学び、実施可能な改善策について合意します。最初に低コストで実施できる改善策に焦点を合わせ、段階的により手間のかかる改善策へと進むことが役立ちます。

5．優先する改善策を実施し、利点を確認します。改善結果はすべての関係者に報告する必要があり、さらなる改善活動を促進するために活用することができます。

追加のヒント

－　このマニュアルで扱う複数の改善領域に関連する多くの良い事例から学びます。良い事例から学ぶことにより、あなたの職場内の同様の作業状況で実施可能な改善策を見つけるのに役立ちます。

－　小グループに分かれて討議し、現状の条件で実施可能な少数の改善策に同意していくようにします。良い事例の写真またはビデオ録画は、この討議をやりやすくするのに役立ちます。

－　シンプルで低コストの改善策から始めることが常に勧められます。このような改善策をいくつか短期間で実施することにより、仲間たちと共同して改善策を継続して実施していくことが奨励されていきます。

記憶ポイント

あなた方の職場、また同様の職場で見られる良い事例は、現地の状況で何が可能かを示しています。グループに分かれての討議を行って、実現可能で有益な改善策をいくつか見つけて、すぐ実施することに合意します。

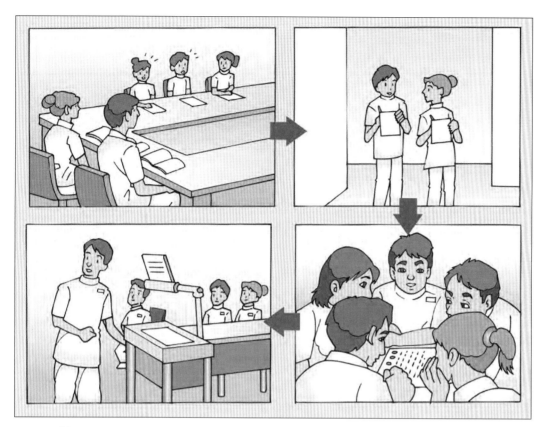

図60a. 職場の現状を点検し、良い事例を参考に改善策を提案し合い、職場の現状で可能な改善策について グループ討議し、合意し実施して成果を報告するまでの参加型改善の手順を実施します。

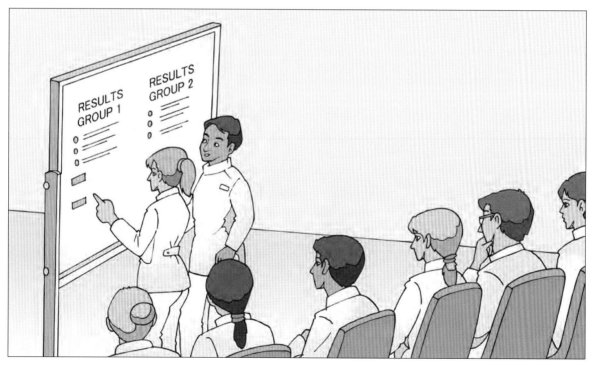

図60b. 継続的な改善活動が奨励されるように、達成された結果を職場のミーティングで話し合います。

資料：

現場条件に合わせたトレーニング資料の例
("医療職場の人間工学チェックポイントの使用方法"参照)

資料1：参加型トレーニングにおける医療職場人間工学チェックポイントの使用方法

資料2：医療職場アクションチェックリスト

資料3：医療職場の改善実例

資料1：参加型トレーニングにおける医療職場人間工学チェックポイントの使用方法

「医療職場の人間工学チェックポイント」を利用した経験は、職場における安全と健康を改善するための対策指向トレーニングの例として、さまざまな国で蓄積されています。職場の安全と健康は基本的な人権であり、また、仕事の質を向上させるに当たって医療労働者のより安全で健康的な労働条件が欠かせないとの認識が高まっています。このトレーニング活動から報告された経験は、本書に要約されている人間工学チェックポイントの実用的な特質を最大限に活用したトレーニングツールが大いに役立つことを明確に示しています。

人間工学に基づいたチェックポイントを活用したトレーニングツールを用いての労働条件改善のための多くのトレーニングプログラムが、管理者と労働者が関与する参加型ステップの有効性を実証していることは心強いことです。ILOによって開発された小企業の労働改善（WISE）方式と、人間工学チェックポイントによって提案された職場改善実施と同様の参加型改善手順を適用すると便利です。

国際労働機関（ILO）と世界保健機関（WHO）の支援により、医療労働者のさまざまなグループ向けの参加型トレーニングプログラムが開催されています。通常、これらのプログラムは、アクションチェックリスト、地域の良い例、利用可能な改善策を参照する改善マニュアルで構成される参加型トレーニングツールのセットを利用します。チェックリストとマニュアルは、人間工学チェックポイント集に含まれるシンプルで低コストの改善実績を反映しています。

これらのプログラムは、現地条件の良い職場実践に基づいている場合に成功します。通常、1〜2日間のトレーニングプログラムが、研修を受けたトレーナーによって実施されます。アクションチェックリストやマニュアルなど、使用するトレーニングツールには、ツール内容に沿った現地の良い例と実際的な改善策が組み込まれています。一連のグループワークを行うことによって、管理者と労働者は地元の良い例から学び、職場ですぐ実施可能な変更を計画し、改善します。典型的な参加型改善ステップとしては、チェックリスト演習、現地の良い例と基本的な人間工学原則のグループ討議、およびすぐ実施する改善に関するグループワークが含まれます。通常、実施可能な改善アクションをリストした、現地条件に適合しているチェックリストが用いられます。

こうした参加型改善ステップは、実際的でアクション指向であることが必要です。最初のチェックリスト演習では、参加者は現地の状況に合わせたアクションチェックリストの使用方法を学びます。参加者は、単に問題点について話すのではなく職場ですでに行われている良い点に焦点を合わせ、現地の状況で実施可能な実際的な改善策を指摘することが勧められます。その後の技術領域別に研修するセッションでは、トレーナーが基本的な改善原則を実践的な方法で提示します。アクションチェックリストのチェック項目と現地の良い例に関連する基本原則は人間工学チェックポイント集から抽出されたものであるため、参加者は既存の条件を改善するための実施可能な改善策を提案する方法を比較的容易に理解できます。参加者は、さまざまな技術領域の原則を対応するイラストを利用して理解できます。参加者は、小グループに分かれてのグループ討議を行うことにより、安全健康リスクとその解決策を特定します。これらのプログラムのトレーナーによって開発された多くのマニュアルは、人間工学チェックポイントの改善策とイラストを多様な方法で利用しています。

これらのプログラムが対象とする技術領域は、本書が対象とするものと同様です。通常、取り上げる技術領域には以下が含まれます：（1）資材の保管と取り扱い、（2）機械と手持ち器具の安全性、（3）人の安全な移送、（4）ワークステーションの設計、（5）作業場環境、（6）有害要因、（7）感染対策、（8）福祉設備、（9）緊急事態への備え、（10）作業組織、の10領域です。患者の安全を確保する人間工学措置は、これらの医療労働の諸側面と密接に関連しています。通常、現場条件で実施可能な改善策をリストアップしたアクションチェックリストとそれらの改善策実施方法とを活用することにより、良い実践と必要な変更についてのグループ討議を通じて学習します。イラストや写真の形で地元の良い例を提示することにより、こうした学習プロセスが促進されます。人間工学チェックポイント集によって説明されている改善策を、この目的に利用することができます。

人間工学チェックポイント集が推奨している参加型アプローチは、トレーナーと参加者が必要な改善策を建設的に計画し実施するのに役立ちます。このアプローチの特に重要な点は、管理者と労働者の間の積極的な協力です。参加型トレーニングプログラムで一般的に用いられるグループワーク方法は、参加者がグループ討議を通じて合意していく方式を適用するのに大いに役立ちます。

医療労働の現地状況に合わせたアクションチェックリストを作成するに当たっては、人間工学チェックポイント集の複数の技術領域を対象とする約30〜40程度の項目を選択することが勧められます。このようなアクションチェックリストの例を資料2に示します。複数の技術領域をアクションチェックリストで調べることにより、参加者は実際に行われている良い実践と現場条件で実施可能な改善アクションとをより容易に認識できます。

すぐ行う改善策の計画と実施を行いやすくするに当たっては、これら複数の技術領域全体を取り上げながら基本的な人間工学原則に重点をおくことが、特に重要です。本書の各章に、これら基本的な人間工学原則の典型的な例が述べられています。そうした人間工学原則を活かした改善策は、安全健康リスクを減らすことができ、それ故に効率的な医療労働と患者の安全とに役立ちます。トレーニング実施により報告された数多くの改善策は低コストで実施でき、医療労働における健康と安全の促進に大いに役立ちます。そうした低コスト改善策がトレーニングプログラムの技術領域のどの領域においても見出せることが重要な点です。これらの低コスト改善策がいずれも対策指向の取り上げ方に合致していることは、このマニュアルに示されているさまざまな改善策の内容から明らかです。

各トレーニングプログラム後に実施されるフォローアップ活動が重要な役割を果たします。これらのフォローアップ活動は、各プログラムのトレーナーによって行われます。トレーナーは、訪問を実施して、行われた改善例を収集し、職場の人びとに継続的な改善行動を促します。さらに成果発表ワークショップ形式のフォローアップ会議を開催すると、持続可能な行動を促進するのに役立ちます。

医療労働者向けの参加型のアクション指向トレーニングプログラムの例を、1日および2日間のワークショップの場合について示します。

こうしたワークショップでは、現地条件で実施可能な実際的な改善策をリストアップしたアクションチェックリストを用いることが勧められます。そして、現地の良い事例を示す写真をトレーナーによるプレゼンテーションに用いることができます。そうした典型的な改善策に対応した本書の「医療職場の人間工学チェックポイント」の該当ページのコピー集をトレーニング資料として用いることができます。

技術領域セッション（1日ワークショップのセッション2〜4と2日間ワークショップのセッション2〜6）は、トレーナーによるプレゼンテーション、訪問した職場の良い点と必要な改善点のグループ討議、およびグループ討議の結果の発表からなります。

現地の状況に応じて、トレーニングセッションは異なる日に別々のセッションとして編成される場合があります。通常、訪問した作業現場について良い点と必要な改善措置を特定するためにグループ討議が行われます。

ネットワークを活用しての有意義な経験の交流も重要性を増しています。とりわけ、国際的なネットワークは、改善策データベースを構築し、トレーニングツールと資料の交流を促進する上で有用です。こうした交流に当たって、「人間工学チェックポイント」の実用的で対策指向の利用形式が大いに役立ちます。参加型のアクション指向のトレーニングが、さまざまな国で医療労働者がより安全で、より健康的な職場を達成し、効率的に働けるようにする上で役立つことを願っています。

〈医療労働者のための参加型アクション指向トレーニングのプログラム例〉

A. 1日ワークショップ

08：30−08：50	研修のオリエンテーション
08：50−10：30	セッション1：チェックリスト演習（職場訪問とチェックリスト使用結果のグループ討議）
10：30−10：50	休憩
10：50−12：00	セッション2：資材取扱いと人の移送
12：00−13：00	昼休み
13：00−14：00	セッション3：ワークステーションと機器の安全性
14：00−15：00	セッション4：作業場環境と福祉設備
15：00−15：20	休憩
15：20−16：00	セッション5：改善と行動計画の実施
16：00−16：30	総括討議と評価

B. ②日間ワークショップ

1日目	
08：30−08：50	開会と研修オリエンテーション
08：50−10：20	セッション1：チェックリスト演習（職場訪問とチェックリスト使用結果のグループ討議）
10：20−10：40	休憩
10：40−12：00	セッション2：資材取扱いと人の移送
12：00−13：00	昼休み
13：00−14：30	セッション3：ワークステーションと機器の安全性
14：30−14：50	休憩
14：50−16：20	セッション4：作業場環境
16：20−16：30	写真投票：良い実践例の選択

2日目	
08：30−10：00	セッション5：感染予防対策
10：00−10：20	休憩
10：20−12：00	セッション6：福祉設備と作業組織
12：00−13：00	昼休み
13：00−14：30	セッション7：改善の実施
14：30−14：50	休憩
14：50−15：40	セッション8：参加者の行動計画
15：40−16：30	総括討議と閉会

資料２：医療職場アクションチェックリスト
働きやすい医療職場のためのアクションチェックリスト
人類働態学会編、国際人間工学会（IEA）協力

チェックリストの使い方
1 チェックリスト全体を読み、職場を短時間観察してから、記入を開始します。
2 各項目を注意深く読みます。その項目が指摘する改善策を適用する必要があるかどうかを検討します。必要に応じて、管理者または労働者に尋ねます。その対策がすでに行われているか、あるいは必要でない場合は、「提案しますか？」の下の「いいえ」をチェックします。その対策を行うべきだと思う場合は、「はい」をチェックします。「備考」欄を用い、その場所についての提案または説明を記入します。
3 全項目すべてを記入した後、「はい」と記入した項目を再度確認します。該当する対策を行う利点が最も重要と思われる項目をいくつか選択します。これらの項目で「優先」をチェックします。
4 終了する前に、各項目について「いいえ」または「はい」が記入されていて、「はい」と記入されたいくつかの項目が「優先」としてチェックされていることを確認します。

A. 資材保管と取り扱い

1 障害物がなく、平坦で滑らない運搬ルートを確保します。

このアクションを提案しますか？
□いいえ　　□はい　　□優先
備考＿＿＿＿＿＿＿＿＿＿＿

2 資材の手動運搬を最小限に抑えるために、多段の棚またはラックと小さな容器を使用します。

このアクションを提案しますか？
□いいえ　　□はい　　□優先
備考＿＿＿＿＿＿＿＿＿＿＿

3 資材の移動に便利なカート、手押し車、その他の車輪付き装置を使用します。

このアクションを提案しますか？
□いいえ　　□はい　　□優先
備考＿＿＿＿＿＿＿＿＿＿＿

B. 医療機器と手持ち器具の安全性

4 機器や手持ち器具の危険な部分との接触を防げるように、適切に固定されたガードを使用します。

このアクションを提案しますか？
□いいえ　　□はい　　□優先
備考＿＿＿＿＿＿＿＿＿＿＿

5 鋭利器具の安全取り扱い手順を確立し、必要な安全装置と安全な廃棄容器を使用します。

このアクションを提案しますか？
□いいえ　　□はい　　□優先
備考＿＿＿＿＿＿＿＿＿＿＿

6 機器、器具と設備に対する安全な配線接続を確保します。

このアクションを提案しますか？
□いいえ　　□はい　　□優先
備考＿＿＿＿＿＿＿＿＿＿＿

C．患者の安全な移送

7	車いすなどの必要な移送機器と訓練を受けたスタッフを確保し、移送のためのスペースと経路が安全で障害物のないことを確認します。 このアクションを提案しますか？ 　　□いいえ　　　□はい　　　□優先 備考＿＿＿＿＿＿＿＿＿＿＿＿＿＿＿＿	
8	人を持ち上げる必要があるときは、安全で安心できる挙上装置を使用します。 このアクションを提案しますか？ 　　□いいえ　　　□はい　　　□優先 備考＿＿＿＿＿＿＿＿＿＿＿＿＿＿＿＿	
9	人の移送では、移送される人に手順を説明し、移送を行いながら各動作を明確な声で言い、その人の協力を得ます。 このアクションを提案しますか？ 　　□いいえ　　　□はい　　　□優先 備考＿＿＿＿＿＿＿＿＿＿＿＿＿＿＿＿	

D．ワークステーション

10	頻繁に使用する資材、器具、操作具を容易に手のとどく場所に配置します。 このアクションを提案しますか？ 　　□いいえ　　　□はい　　　□優先 備考＿＿＿＿＿＿＿＿＿＿＿＿＿＿＿＿	
11	各労働者の作業面の高さを肘の高さまたはその少し下に調整します。 このアクションを提案しますか？ 　　□いいえ　　　□はい　　　□優先 備考＿＿＿＿＿＿＿＿＿＿＿＿＿＿＿＿	
12	異なる機器、異なるスイッチ類や標識を容易に区別できるようにします。 このアクションを提案しますか？ 　　□いいえ　　　□はい　　　□優先 備考＿＿＿＿＿＿＿＿＿＿＿＿＿＿＿＿	

E．作業場環境

13	常に効率的で快適に労働者が作業できるように、十分な照明を設置します。 このアクションを提案しますか？ 　　□いいえ　　　□はい　　　□優先 備考＿＿＿＿＿＿＿＿＿＿＿＿＿＿＿＿	
14	空調システムを設備して、人々の健康と快適さを助長する室内環境を整えます。 このアクションを提案しますか？ 　　□いいえ　　　□はい　　　□優先 備考＿＿＿＿＿＿＿＿＿＿＿＿＿＿＿＿	
15	医療対象者のプライバシーを保護するために、パーティション、カーテン、その他の措置を講じます。 このアクションを提案しますか？ 　　□いいえ　　　□はい　　　□優先 備考＿＿＿＿＿＿＿＿＿＿＿＿＿＿＿＿	

F．有害物質および有害要因

16 騒音の大きい機器または機器の一部を隔離するか、カバーします。

このアクションを提案しますか？
　　□いいえ　　　□はい　　　□優先
備考＿＿＿＿＿＿＿＿＿＿＿＿＿＿＿＿

17 警告内容を伝え、安全な取り扱いを確保するために、有害化学物質の容器にラベルを付けて適切に保管します。

このアクションを提案しますか？
　　□いいえ　　　□はい　　　□優先
備考＿＿＿＿＿＿＿＿＿＿＿＿＿＿＿＿

18 レーザー、紫外線、赤外線その他の有害放射線から安全に遮蔽します。

このアクションを提案しますか？
　　□いいえ　　　□はい　　　□優先
備考＿＿＿＿＿＿＿＿＿＿＿＿＿＿＿＿

G．感染予防対策

19 手指衛生の手順を確立し、衛生的な洗浄設備を設けます。

このアクションを提案しますか？
　　□いいえ　　　□はい　　　□優先
備考＿＿＿＿＿＿＿＿＿＿＿＿＿＿＿＿

20 感染の可能性がある感染源から保護するのに適切な個人用保護具を選んで使用します。

このアクションを提案しますか？
　　□いいえ　　　□はい　　　□優先
備考＿＿＿＿＿＿＿＿＿＿＿＿＿＿＿＿

21 感染者から医療対象者と医療労働者を保護する手順を確立します。

このアクションを提案しますか？
　　□いいえ　　　□はい　　　□優先
備考＿＿＿＿＿＿＿＿＿＿＿＿＿＿＿＿

H．福祉設備

22 良好な衛生状態を確保するために、清潔なトイレ、洗浄設備、更衣室を設置し、使いやすい状態を維持します。

このアクションを提案しますか？
　　□いいえ　　　□はい　　　□優先
備考＿＿＿＿＿＿＿＿＿＿＿＿＿＿＿＿

23 リフレッシュできる休憩設備を設置し、また夜勤労働者のためには静穏な仮眠設備を設けます。

このアクションを提案しますか？
　　□いいえ　　　□はい　　　□優先
備考＿＿＿＿＿＿＿＿＿＿＿＿＿＿＿＿

24 適切な機会に頻回に、非公式または社交的な集まりやレクリエーション活動を開催します。

このアクションを提案しますか？
　　□いいえ　　　□はい　　　□優先
備考＿＿＿＿＿＿＿＿＿＿＿＿＿＿＿＿

Ｉ．緊急事態への備え

25	容易に手の届くところに十分な数の消火器を備え、労働者がそれらの使用方法を知っていることを確認します。 このアクションを提案しますか？ □いいえ　　□はい　　□優先 備考＿＿＿＿＿＿＿＿＿＿＿＿＿
26	正しい緊急時の措置、必要設備への容易なアクセス、迅速な避難を確保するために、緊急時計画を定めます。 このアクションを提案しますか？ □いいえ　　□はい　　□優先 備考＿＿＿＿＿＿＿＿＿＿＿＿＿
27	管理者と労働者の間のコミュニケーションと相互支援を行いやすくする環境を促進し、また労働者の健康に関するカウンセリング窓口を設けます。 このアクションを提案しますか？ □いいえ　　□はい　　□優先 備考＿＿＿＿＿＿＿＿＿＿＿＿＿

Ｊ．作業組織と患者の安全

28	過長な労働時間を避け、十分な休養時間と適切な休憩時間を確保して、勤務スケジュールを調整します。 このアクションを提案しますか？ □いいえ　　□はい　　□優先 備考＿＿＿＿＿＿＿＿＿＿＿＿＿
29	管理者と労働者の協力によって、労働ストレス予防のための実践的な対策を計画して実施し、これらの対策に関するトレーニングを組織します。 このアクションを提案しますか？ □いいえ　　□はい　　□優先 備考＿＿＿＿＿＿＿＿＿＿＿＿＿
30	医療サービスの安全向上と、医療従事者、管理者、患者が協力して実施する患者のための安全文化を推進します。 このアクションを提案しますか？ □いいえ　　□はい　　□優先 備考＿＿＿＿＿＿＿＿＿＿＿＿＿

Ｋ．その他

31	 このアクションを提案しますか？ □いいえ　　□はい　　□優先 備考＿＿＿＿＿＿＿＿＿＿＿＿＿
31	 このアクションを提案しますか？ □いいえ　　□はい　　□優先 備考＿＿＿＿＿＿＿＿＿＿＿＿＿
31	 このアクションを提案しますか？ □いいえ　　□はい　　□優先 備考＿＿＿＿＿＿＿＿＿＿＿＿＿

資料3：医療職場の改善実例
（1）ベトナム、東南アジア

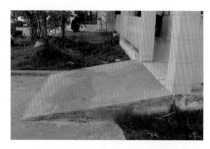
1．階段ではなく通り易いスロープに

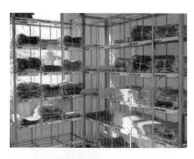
2．多段の保管棚

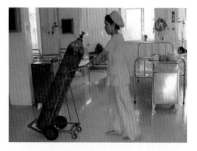
3．資材の運搬を容易にする機器の使用

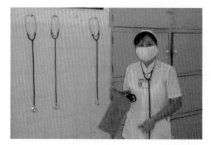
4．医療機器別の「ホーム」の設定

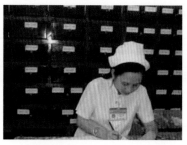
5．薬のキャビネットと種類別の保管

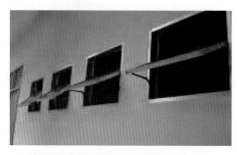
6．換気設備の改善による換気の確保

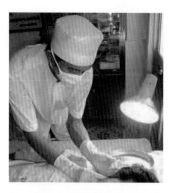
7．効率的で快適に作業できる十分な照明

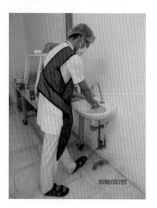
8．衛生的な手洗い設備

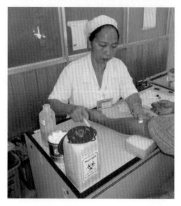
9．鋭利器材を取り扱う安全手順の確立

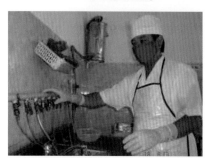
10．個人用保護具による適切な保護

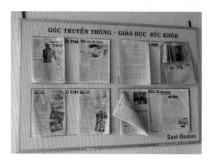
11．必要な情報を共有する掲示板

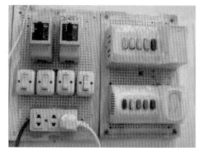
12．電気回路の適切な接合部の確保

（２）日本、東アジア

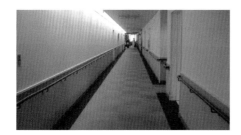
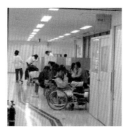
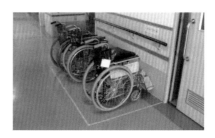

１．障害物のない移動ルート　　２．行き先別に分かり　　３．明確に区画表示した車いす置き場
　　　　　　　　　　　　　　　　　　やすい移動ルート

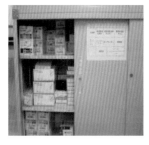
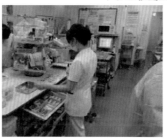
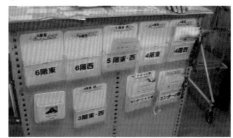

４．物品の保管場所の掲出　　５．よく使う材料、器具の取り　　６．各病棟の患者情報用の手作り保管棚
　　　　　　　　　　　　　　　　出しやすい保管場所

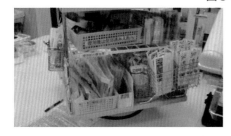
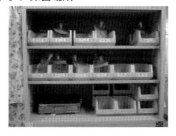
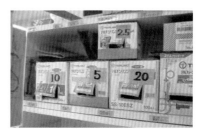

７．種別に分かりやすくした器材保管場所　　８．保管と取り出し容易な小容器　　９．注射器の種類別に見やすいラベル

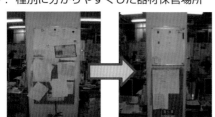
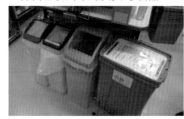
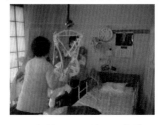

10．必要な表示物に限った掲示板　　11．感染汚染物の廃棄しやすい容　　12．患者のベッドへの移動の
　　　　　　　　　　　　　　　　　　　器　　　　　　　　　　　　　　　ためのリフター

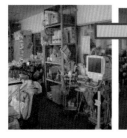
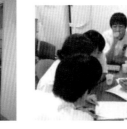
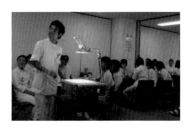

13．ICU 内の不急な保管物の整理による　　14．患者の安全についての改善策の　　15．最新情報を共有するスタッフ
　　スペースの確保　　　　　　　　　　　　グループ討議　　　　　　　　　　　セミナー

（3）ウガンダ、アフリカ

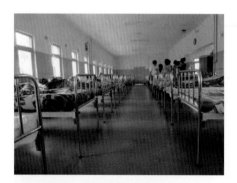
1．障害物のない清潔な移動ルート

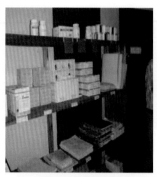
2．多段の保管棚とラベル

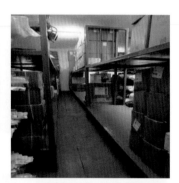
3．よく整理した器材保管場所

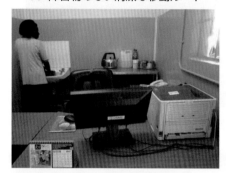
4．整理し直したオフィス机まわり

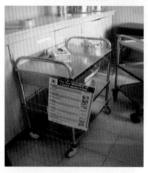
5．明確に区分した資材手押しカート

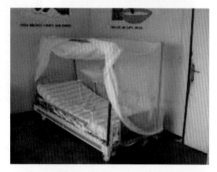
6．産後患者用ベッドまわりに設置した蚊帳

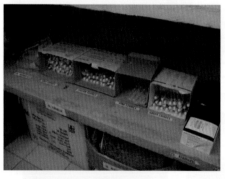
7．よく整理した医療器材のラベル付き保管場所

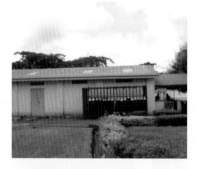
8．適切に防護した酸素ボンベ保管場所

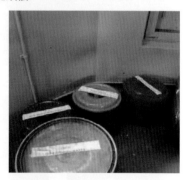
9．感染性廃棄物のラベル付き密閉容器

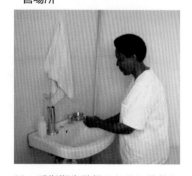
10．手指衛生励行のために改修した手洗い場

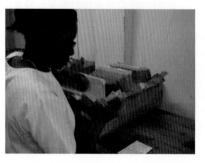
11．予定日別に整理した産婦診療記録

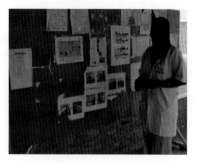
12．医療労働者と患者用に整理した掲示板

[訳者]

佐野 友美 (さの ゆみ) 公益財団法人 大原記念労働科学研究所 研究員
国際協力センター 副センター長

小木 和孝 (こぎ かずたか) 公益財団法人 大原記念労働科学研究所 主管研究員
元 ILO 労働条件環境局長

吉川 悦子 (よしかわ えつこ) 日本赤十字看護大学 准教授
公益財団法人 大原記念労働科学研究所 特別研究員

吉川 徹 (よしかわ とおる) 独立行政法人 労働者健康安全機構 労働安全衛生総合研究所
公益財団法人 大原記念労働科学研究所 アドバイザリーボード

医療職場の人間工学チェックポイント

2021年5月31日発行

訳 者	佐野 友美，小木 和孝，吉川 悦子，吉川 徹
発行者	坂本 恒夫
発行所	公益財団法人 大原記念労働科学研究所
	郵便番号151-0051
	東京都渋谷区千駄ヶ谷1-1-12　桜美林大学内3F
	電話　03-6447-1330（代）
	03-6447-1435（出版）
	FAX　03-6447-1436
	URL　http://www.isl.or.jp
印刷所	亜細亜印刷株式会社

© 2020 The Ohara Memorial Institute for Science of Labour, Printed in Japan
ISBN　978-4-89760-337-9　C3047
落丁・乱丁本はお取り替えいたします。